Hígado graso
Manejo de enfermedad

Una guía completa para comprender la prevención, los tratamientos y revertir el impacto para un hígado sano

Lucas Mitchell

Copyright © 2024 por Lucas Mitchell

Reservados todos los derechos. Ninguna parte de este libro puede reproducirse, almacenarse en un sistema de recuperación ni transmitirse de ninguna forma ni por ningún medio, electrónico, mecánico, fotocopia, grabación o de otro tipo, sin el permiso previo por escrito del autor.

Descargo de responsabilidad

Este libro está destinado únicamente a proporcionar información de salud general y no debe reemplazar el consejo médico personal de su proveedor de atención médica. El autor no es responsable de ninguna complicación que surja del uso de la información proporcionada en este libro.

Como investigador médico dedicado a desentrañar las complejidades de la enfermedad del hígado graso,me sumergí en una búsqueda impulsado por la pasión, la curiosidad y un compromiso firme para mejorar los resultados de los pacientes. A través de una exploración y colaboración incansables, este libro sintetiza los últimos hallazgos científicos, conocimientos clínicos y estrategias prácticas para controlar la enfermedad del hígado graso. Mi esperanza es que este recurso proporcione conocimientos a los lectores, inspire a la acción y ofrezca un rayo de esperanza frente a este omnipresente desafío de salud.

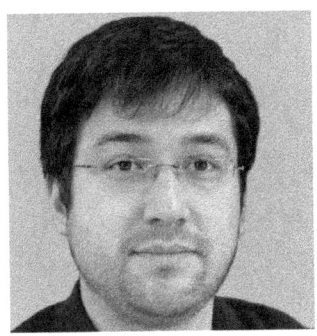

Lucas Mitchell

Tabla de contenido

Introducción 7

Capítulo uno 13

Comprender la enfermedad del hígado graso 13

   ¿Qué es la enfermedad del hígado graso? ... 13

   Causas y factores de riesgo ... 16

   Síntomas y diagnóstico ... 19

Capítulo dos 25

La conexión intestino-hígado 25

   El papel del microbioma intestinal en el hígado graso ... 25

   Intestino permeable y su impacto ... 30

   Estrategias dietéticas para la salud intestinal ... 34

Capítulo tres 41

Nutrición para el manejo del hígado graso 41

   Equilibrio de macronutrientes ... 41

   Alimentos antiinflamatorios ... 47

Nutrientes que apoyan el hígado 51

Capítulo cuatro 57
Intervenciones de ejercicio y estilo de vida 57

La importancia de la actividad física 57

Técnicas de manejo del estrés 62

Sueño y ritmo circadiano 66

Capítulo Cinco 73
Suplementos y Remedios Naturales 73

Suplementos basados en evidencia 73

Terapias herbarias 79

Enfoques integradores 84

Capítulo Seis 91
Revertir el hígado graso mediante la pérdida de peso 91

La dieta cetogénica para el hígado graso 91

Protocolos de ayuno intermitente 96

Cambios de estilo de vida sostenibles 102

Capítulo Siete 109
Tratamientos médicos convencionales 109

Medicamentos para el hígado graso	109
Trasplante de hígado	115
Terapias farmacéuticas emergentes	120

Capítulo Ocho 127
Monitoreo y seguimiento del progreso 127

Pruebas de función hepática	127
Técnicas de imagen	130
Seguimiento personalizado de biomarcadores	133

Capítulo Nueve 137
Hígado graso y comorbilidades 137

Síndrome metabólico y resistencia a la insulina	138
Esteatohepatitis no alcohólica (EHNA)	140
Implicaciones para la salud cardiovascular	143

Capítulo Diez 147
Empoderar a pacientes y cuidadores 147

Construyendo una red de apoyo	147
Estrategias de modificación del estilo de vida	150

Navegando por los sistemas sanitarios 153

Bono exclusivo **159**

30 alimentos ricos en nutrientes y beneficiosos para el hígado para pacientes con enfermedad del hígado graso 159

Introducción

¿Sabía que la enfermedad del hígado graso ha superado a la hepatitis viral como la principal causa de enfermedad hepática crónica en todo el mundo? Esta sorprendente estadística fue el catalizador que me impulsó, como investigador médico, a emprender un viaje para desentrañar las complejidades de esta epidemia silenciosa y dotar a las personas de conocimientos y herramientas para gestionar eficazmente esta afección que a menudo se pasa por alto.

Durante años había dedicado mi carrera a estudiar diversos trastornos hepáticos, pero no fue hasta que me topé con un caso que cambiaría para siempre la trayectoria de mi investigación que me di cuenta de la verdadera magnitud del problema. El paciente, un individuo aparentemente sano, había sido sorprendido por un diagnóstico devastador:

enfermedad hepática avanzada, consecuencia directa de un hígado graso no detectado.

A medida que profundizo en la investigación, me sorprendió la enorme prevalencia de esta afección. Las estimaciones sugieren que hasta una cuarta parte de la población mundial puede estar viviendo con algún tipo de enfermedad del hígado graso, una estadística que subraya la necesidad urgente de un enfoque de tratamiento integral y basado en evidencia.

Sin embargo, lo que distingue a la enfermedad del hígado graso es su naturaleza insidiosa. A diferencia de las afecciones hepáticas más conocidas, este trastorno suele presentarse sin síntomas evidentes, lo que le permite progresar silenciosamente y causar estragos en el cuerpo. Es una epidemia silenciosa que, si no se controla, puede provocar complicaciones graves, como cirrosis, insuficiencia hepática e incluso cáncer de hígado.

Mi viaje al mundo de la enfermedad del hígado graso no fue fácil. Me encontré con una compleja red de factores interconectados, desde alteraciones metabólicas hasta la salud intestinal, que desempeñaron un papel en el desarrollo y la progresión de esta afección. Los enfoques convencionales para el tratamiento de la enfermedad hepática simplemente no eran suficientes y sabía que se necesitaba una estrategia nueva y más holística.

Sin inmutarse, reuní un equipo de médicos, nutricionistas y fisiólogos del ejercicio dedicados, y juntos, nos embarcamos en una misión para descubrir las formas más efectivas de controlar la enfermedad del hígado graso. Exploramos los últimos hallazgos científicos, analizamos herramientas de diagnóstico de vanguardia y probamos intervenciones terapéuticas innovadoras, todo con el objetivo de capacitar a los pacientes para que tomen el control de su salud hepática.

Lo que descubrí en el camino fue realmente extraordinario. La clave para el manejo exitoso de la enfermedad del hígado graso radica no solo en abordar el hígado en sí, sino también en abordar los factores metabólicos y de estilo de vida subyacentes que contribuyeron a la afección. Desde el papel vital de la salud intestinal hasta el poder transformador del seguimiento personalizado de biomarcadores, las estrategias que descubrimos fueron nada menos que revolucionarias.

Pero el viaje no estuvo exento de desafíos. Fui testigo de primera mano de las frustraciones y barreras que los pacientes a menudo enfrentan cuando navegan por el complejo sistema de atención médica, lo que subraya la necesidad urgente de un enfoque de atención más centrado en el paciente. Fue esta experiencia la que impulsó aún más mi determinación de crear una guía integral que empodera tanto a las personas como a los proveedores de atención médica para enfrentar esta epidemia silenciosa de frente.

"Manejo de la enfermedad del hígado graso" es la culminación de mi viaje de investigación, un testimonio de la resiliencia y determinación de aquellos afectados por esta afección, y una hoja de ruta para un futuro donde la enfermedad del hígado graso ya no sea una amenaza silenciosa, sino una amenaza manejable y Incluso reversible, la realidad.

En estas páginas, descubrirá una gran cantidad de conocimientos, desde las complejas conexiones entre el intestino, el metabolismo y el bienestar cardiovascular, hasta herramientas de diagnóstico de vanguardia e intervenciones innovadoras en el estilo de vida que tienen el poder de transformar vidas. Este libro no es sólo una referencia médica; es un llamado a la acción, un grito de guerra para que las personas tomen el control de la salud de su hígado y para que los proveedores de atención médica adopten un enfoque más holístico y centrado en el paciente para el manejo de la enfermedad del hígado graso.

Mi esperanza es que al compartir este conocimiento, podamos crear un efecto dominó de empoderamiento, inspirando a las personas a convertirse en participantes activos en sus propios procesos de atención médica y a los proveedores de atención médica a adoptar un enfoque más colaborativo y basado en evidencia para abordar esta epidemia silenciosa. Juntos podemos afrontar este desafío invisible y allanar el camino para un futuro en el que la enfermedad del hígado graso ya no sea una amenaza silenciosa, sino una realidad manejable e incluso reversible.

Capítulo uno

Comprender la enfermedad del hígado graso

¿Qué es la enfermedad del hígado graso?

La esteatosis hepática, o enfermedad del hígado graso, ocurre cuando el hígado se agranda debido a la acumulación de grasa adicional. Entre las muchas funciones metabólicas que realiza el hígado se encuentran la digestión y utilización de proteínas, carbohidratos y lípidos. Varios problemas de salud, incluido el desarrollo de formas más graves de enfermedad hepática, pueden resultar de la acumulación aberrante de grasa en el hígado.

La enfermedad del hígado graso alcohólico (AFLD) y la enfermedad del hígado graso no alcohólico (NAFLD) son las dos formas más comunes de enfermedad del hígado graso. Aproximadamente entre el 25% y el 30% de la población mundial padece enfermedad del hígado graso no alcohólico, lo que la convierte en el tipo más frecuente. La enfermedad del hígado graso no alcohólico (NAFLD) se define por la presencia de grasa hepática en ausencia de un consumo importante de alcohol u otras enfermedades hepáticas conocidas.

Pero beber demasiado alcohol puede provocar que se acumule grasa en el hígado, una afección conocida como enfermedad del hígado graso alcohólico. Aunque el alcohol es el principal culpable de la AFLD, vale la pena mencionar que la enfermedad del hígado graso no alcohólico (NAFLD) también puede desarrollarse en bebedores moderados.

Tanto la NAFLD como la AFLD pueden derivar en trastornos más graves, como la esteatohepatitis no alcohólica (NASH), fibrosis hepática, cirrosis e incluso cáncer de hígado. Un tipo más grave de NAFLD,NASH, causa Inflamación y daño a las células del hígado, lo que puede causar cicatrices y el eventual reemplazo del tejido hepático sano por tejido cicatricial que no funciona.

El desarrollo y avance de la enfermedad del hígado graso puede tener implicaciones sustanciales para la salud general de un individuo, ya que la afección comúnmente está relacionada con otros trastornos metabólicos, como la obesidad, la diabetes tipo 2 y las enfermedades cardiovasculares. Para que las iniciativas de manejo y prevención sean efectivas, es esencial comprender la naturaleza y las características de la enfermedad del hígado graso.

Causas y factores de riesgo

El desarrollo de la enfermedad del hígado graso es multifacético, con diferentes elementos contribuyentes y causas subyacentes. Comprender los factores fundamentales de esta enfermedad es fundamental para identificar a las personas en riesgo e implementar intervenciones específicas.

Una de las principales causas de la enfermedad del hígado graso no alcohólico es el aumento del consumo de calorías, particularmente de dietas ricas en grasas saturadas y carbohidratos refinados. Cuando el cuerpo consume continuamente más energía de la que puede utilizar, el exceso de calorías generalmente se deposita en forma de grasa en el hígado. Este proceso, conocido como lipogénesis de novo, puede conducir a la formación de grasa dentro de las células del hígado.

La obesidad es un factor de riesgo importante para la NAFLD, y los estudios revelan que hasta el 90% de los pacientes con obesidad también tienen algún grado de enfermedad del hígado graso. Se cree que el peso corporal adicional, en particular la acumulación de grasa visceral que rodea los órganos abdominales, desempeña un papel importante en el desarrollo de NAFLD.

La resistencia a la insulina, una característica del síndrome metabólico y la diabetes tipo 2, es otro factor clave que contribuye a la enfermedad del hígado graso. Cuando el cuerpo desarrolla resistencia a los efectos de la insulina, la capacidad del hígado para controlar el metabolismo de la glucosa y los lípidos se altera, lo que lleva a una acumulación excesiva de grasa dentro del hígado.

Los factores genéticos pueden tener un papel en el desarrollo de NAFLD. Ciertas variaciones genéticas, como las que involucran el gen de la proteína 3 que contiene el dominio fosfolipasa similar a la patatina

(PNPLA3), se han relacionado con un mayor riesgo de desarrollar enfermedad del hígado graso y su progresión a etapas más avanzadas.

Otros factores de riesgo de la enfermedad del hígado graso incluyen:

- Estilo de vida sedentario y falta de actividad física.
- Ciertos tratamientos, como los corticosteroides y varias terapias contra el cáncer.
- Pérdida de peso rápida o dieta yo-yo
- Trastornos hepáticos relacionados con el embarazo, como diabetes gestacional y preeclampsia.
- Ciertos trastornos médicos, incluido el síndrome de ovario poliquístico, hipotiroidismo y apnea del sueño.

En el caso de la enfermedad del hígado graso alcohólico (AFLD), el principal factor es el consumo excesivo de alcohol. El hígado es responsable de metabolizar y descomponer el alcohol, y cuando la ingesta de alcohol excede la capacidad del hígado, puede provocar la acumulación de grasa dentro de las células del hígado.

Es crucial resaltar que el desarrollo de AFLD no depende exclusivamente de la cantidad de alcohol.bebió, pero también de factores como la duración del abuso de alcohol, la predisposición genética individual y la presencia de otros trastornos de salud subyacentes.

Reconocer las numerosas causas y factores de riesgo relacionados con la enfermedad del hígado graso es vital tanto para los profesionales sanitarios como para los pacientes, ya que permite la implementación de métodos preventivos y de tratamiento personalizados.

Síntomas y diagnóstico

La enfermedad del hígado graso, particularmente en sus primeras etapas, generalmente se manifiesta con pocos o ningún síntoma visible. Muchas personas con hígado graso pueden no ser conscientes de su enfermedad, ya que puede pasar desapercibida durante un largo periodo. Sin embargo, a medida que la afección avanza, es posible que comiencen a aparecer ciertos síntomas.

Los síntomas comunes asociados con la enfermedad del hígado graso incluyen:

1. Malestar o dolor abdominal: Las personas con hígado graso pueden informar una sensación de dolor sordo o malestar en el cuadrante superior derecho del abdomen, donde se encuentra el hígado.

2. cansancio y cansancio: Debido al aumento de la tensión metabólica en el hígado, las personas con enfermedad del hígado graso pueden experimentar cansancio persistente y una falta general de energía.

3. Pérdida de apetito: En algunas situaciones, la acumulación de grasa en el hígado puede provocar una disminución del apetito o una sensación de saciedad, incluso después de ingerir comidas pequeñas.

4. Náuseas y vómitos: Algunos pacientes con enfermedad grave del hígado graso pueden sentir náuseas o vómitos ocasionales, especialmente después de consumir comidas o bebidas específicas.

5. Hinchazón y edema: A medida que el hígado se agranda debido a la acumulación de grasa, puede ejercer presión sobre las estructuras circundantes, lo que provoca hinchazón en el abdomen o las piernas.

Es fundamental recordar que estos síntomas no se limitan a la enfermedad del hígado graso y pueden estar relacionados con una variedad de otros problemas de salud. Por lo tanto, es importante una evaluación médica completa para obtener un diagnóstico preciso.

El diagnóstico de la enfermedad del hígado graso a menudo implica una combinación de evaluación clínica, investigaciones de laboratorio y modalidades de imágenes.

1. Evaluación clínica: Un profesional de la salud realizará una historia médica y un examen físico completos, evaluando factores de riesgo, como obesidad, diabetes o consumo excesivo de alcohol.

2. Pruebas de laboratorio: Los análisis de sangre, como las pruebas de función hepática (LFT), pueden proporcionar información vital sobre la salud del hígado. Los niveles elevados de enzimas hepáticas, como la alanina aminotransferasa (ALT) y la aspartato aminotransferasa (AST), pueden ser sintomáticos de la enfermedad del hígado graso.

3. Técnicas de imagen:

-**Ultrasonido**: Esta tecnología de imágenes no invasiva puede detectar la presencia de grasa en el hígado y proporcionar una evaluación temprana del alcance de la enfermedad del hígado graso.

- **Tomografía computarizada (TC)**: Las tomografías computarizadas pueden brindar una medición más completa y cuantitativa de la cantidad de grasa dentro del hígado.

- **Imágenes por resonancia magnética (MRI)**: Las técnicas de resonancia magnética, como la fracción de grasa con densidad de protones (PDFF) y la espectroscopia de resonancia magnética (MRS), pueden detectar de manera confiable el grado de infiltración de grasa en el hígado.

4. Biopsia de hígado: En algunas circunstancias, se puede realizar una biopsia de hígado para confirmar el diagnóstico y determinar la gravedad de la afección. Este tratamiento invasivo incluye la extracción de una pequeña muestra de tejido hepático para su evaluación histológica.

Es vital resaltar que la biopsia hepática muchas veces se reserva para casos en los que el diagnóstico es ambiguo o para determinar la presencia y gravedad de EHNA, lo que podría tener consecuencias para el tratamiento y manejo de la enfermedad.

El diagnóstico precoz de la enfermedad del hígado graso es fundamental, ya que permite la implementación de modificaciones y terapias adecuadas en el estilo de vida para prevenir el avance de la afección y limitar el riesgo de desarrollar consecuencias hepáticas más importantes.

Capítulo dos

La conexión intestino-hígado

El papel del microbioma intestinal en el hígado graso

El microbioma intestinal, el complejo conjunto de microorganismos que residen en el tracto gastrointestinal humano, se ha convertido en un elemento importante en el desarrollo y progresión de la enfermedad del hígado graso. Cada vez hay más pruebas que sugieren que la composición y función del microbioma intestinal desempeñan un papel fundamental en la patogénesis de la enfermedad del hígado graso no alcohólico (NAFLD) y de la enfermedad del hígado graso alcohólico (AFLD).

El microbioma intestinal es responsable de una amplia gama de funciones metabólicas, inmunológicas y de señalización dentro del cuerpo humano. En el contexto de la enfermedad del hígado graso, la microbiota intestinal puede influir en varios procesos importantes que contribuyen a la acumulación de grasa en el hígado.

1. Metabolismo de los ácidos biliares:

El hígado es responsable de la síntesis de ácidos biliares, necesarios para la emulsificación y absorción de los lípidos de la dieta. El microbioma intestinal, a su vez, desempeña un papel vital en la biotransformación de los ácidos biliares, transformando los ácidos biliares principales en ácidos biliares secundarios. Las alteraciones en el microbioma intestinal pueden provocar anomalías en la composición de los ácidos biliares, lo que puede afectar el metabolismo de los lípidos y promover el almacenamiento de grasa en el hígado.

2. Permeabilidad intestinal y endotoxemia:
Una microbiota intestinal sana ayuda a mantener la integridad de la barrera intestinal, evitando la fuga de productos bacterianos, como los lipopolisacáridos (LPS), al torrente sanguíneo. Sin embargo, un desequilibrio en el microbioma intestinal, a menudo denominado disbiosis, puede provocar un aumento de la permeabilidad intestinal, una afección conocida como "intestino permeable". Esto permite la translocación de LPS y otros moléculas proinflamatorias en la circulación portal, que posteriormente pueden llegar al hígado y desencadenar respuestas inflamatorias, contribuyendo al desarrollo y progresión de la enfermedad del hígado graso.

3. Cosecha de energía y disponibilidad de sustrato:
La flora intestinal puede alterar la eficiencia de la extracción de energía y la absorción de nutrientes de la comida. Ciertos perfiles microbianos intestinales se han relacionado con una mayor

capacidad para recolectar energía de la dieta, lo que lleva al almacenamiento del exceso de calorías en forma de grasa en el hígado. Además, la microbiota intestinal puede afectar la disponibilidad de sustratos, como la colina, que es necesaria para el empaquetamiento y la exportación de lípidos desde el hígado.

4. Sensibilidad a la insulina y regulación metabólica:

El microbioma intestinal puede afectar la sensibilidad a la insulina y el metabolismo de la glucosa, que están directamente relacionados con el desarrollo de la enfermedad del hígado graso. Las alteraciones en la flora intestinal se han relacionado con el desarrollo de resistencia a la insulina, una causa crítica de NAFLD y AFLD. Los metabolitos derivados del intestino, como los ácidos grasos de cadena corta, pueden alterar las vías de señalización implicadas en la homeostasis de la glucosa y los lípidos.

5. Respuestas inflamatorias:

La microbiota intestinal puede afectar el sistema inmunológico y las respuestas inflamatorias del huésped. La disbiosis y la liberación acompañante de productos bacterianos, como el LPS, pueden desencadenar la activación de vías proinflamatorias, contribuyendo al desarrollo de inflamación del hígado, que es un sello distintivo de la esteatohepatitis no alcohólica (NASH), una forma más grave de NAFLD. .

Numerosos estudios han indicado que las personas con NAFLD y AFLD a menudo tienen diferentes perfiles microbianos intestinales, definidos por una diversidad reducida, una composición modificada y la presencia de especies bacterianas específicas. Estas anomalías microbianas intestinales se han asociado con diferentes características de la enfermedad del hígado graso, incluido el grado de almacenamiento de grasa, la prevalencia de la inflamación y la probabilidad de desarrollo de la enfermedad.

Comprender la complicada conexión entre la flora intestinal y el desarrollo de la enfermedad del hígado graso ha abierto nuevas opciones para posibles terapias de tratamiento. Las estrategias dirigidas al microbioma intestinal, como el uso de probióticos, prebióticos y el trasplante de microbiota fecal, han mostrado resultados alentadores en la mejora de la función hepática y quizás en la corrección de la enfermedad del hígado graso.

Intestino permeable y su impacto

El concepto de "intestino permeable", también conocido como aumento de la permeabilidad intestinal, ha surgido como un elemento importante en la fisiopatología de la enfermedad del hígado graso. El intestino permeable se refiere a una condición en la que la integridad de la barrera intestinal se ve afectada, lo que permite la entrada de numerosas sustancias, incluidos productos bacterianos, toxinas y partículas de alimentos no digeridos, al torrente sanguíneo.

En el contexto de la enfermedad del hígado graso, la participación de un intestino permeable es particularmente significativa, ya que puede contribuir al desarrollo y progresión de la afección a través de múltiples vías.

1. Endotoxemia e inflamación:
Cuando se altera la barrera intestinal, las endotoxinas bacterianas, como los lipopolisacáridos (LPS), pueden ingresar a la circulación portal y llegar al hígado. Estas endotoxinas pueden activar las células de Kupffer, los macrófagos residentes del hígado, lo que provoca la producción de citocinas y quimiocinas proinflamatorias. Esta reacción inflamatoria puede provocar lesión de los hepatocitos (células del hígado), acumulación de

grasa en el hígado y el desarrollo de esteatohepatitis no alcohólica (EHNA).

2. Desregulación del eje intestino-hígado:

El eje intestino-hígado se refiere a la comunicación bidireccional entre el tracto gastrointestinal y el hígado. Un intestino permeable altera el delicado equilibrio de este eje, lo que lleva a la desregulación de varias vías metabólicas y de señalización. Esto puede conducir al desarrollo de resistencia a la insulina, alteración del metabolismo de los ácidos biliares y otras anomalías metabólicas, todas las cuales están fuertemente asociadas con la fisiopatología de la enfermedad del hígado graso.

3. Alteración de la absorción y el metabolismo de nutrientes:

Un intestino permeable puede afectar la correcta absorción y utilización de nutrientes clave, como la colina y ciertas vitaminas. La colina, por ejemplo, es necesaria para empaquetar y exportar lípidos del hígado. La disponibilidad reducida de colina debido a un intestino permeable puede fomentar la formación de grasa en el hígado, lo que contribuye al desarrollo de NAFLD.

4. Disbiosis del microbioma intestinal:
Un intestino permeable suele ir acompañado de anomalías en la composición microbiana del intestino, lo que provoca disbiosis. Esta disbiosis puede exacerbar aún más las anomalías inflamatorias y metabólicas, generando un ciclo que se autoperpetúa y acelera el curso de la enfermedad del hígado graso.

Varios factores pueden conducir al desarrollo de un intestino permeable, entre ellos:

- Dieta rica en alimentos procesados, carbohidratos refinados y grasas nocivas.
- Estrés crónico y malestar psicológico.
- Consumo excesivo de alcohol.

- Ciertos medicamentos, como antibióticos y antiinflamatorios no esteroides.
- Trastornos gastrointestinales subyacentes, como enfermedades inflamatorias del intestino.

Abordar el intestino permeable se considera un componente crucial en el tratamiento de la enfermedad del hígado graso. Al restaurar la integridad de la barrera intestinal y apoyar una flora intestinal más saludable, las terapias dirigidas al intestino permeable pueden tener una influencia positiva en la función hepática y quizás revertir el curso de la enfermedad del hígado graso.

Estrategias dietéticas para la salud intestinal

Dado el papel esencial del microbioma intestinal y la integridad de la barrera intestinal en el desarrollo y la progresión de la enfermedad del hígado graso, es crucial adoptar regímenes dietéticos que apoyen la salud intestinal. Al nutrir el intestino, las personas pueden minimizar potencialmente el riesgo de enfermedad del hígado graso y mejorar la salud general del hígado.

1. Alimentos ricos en fibra:
Consumir una dieta rica en alimentos que contienen fibra es vital para mantener una microbiota intestinal saludable. La fibra dietética funciona como prebiótico y favorece el crecimiento y la proliferación de una flora intestinal saludable. Las fibras solubles, como las que se encuentran en frutas, verduras, cereales integrales y legumbres, pueden ser fermentadas por microorganismos intestinales, lo que lleva a la generación de ácidos grasos de cadena corta (AGCC). Estos SCFA desempeñan un papel importante en el mantenimiento de la integridad de la barrera intestinal y en la moderación de las respuestas inflamatorias, los cuales son cruciales en el contexto de la enfermedad del hígado graso.

2. Alimentos ricos en probióticos:

La incorporación de alimentos ricos en probióticos a la dieta puede ayudar a restablecer el equilibrio de la flora intestinal y mejorar la salud intestinal en general. Los probióticos son bacterias vivas que, ingeridas en concentraciones adecuadas, pueden aportar beneficios para la salud. Alimentos como el yogur, el kéfir, las verduras fermentadas (p. ej., chucrut, kimchi) y las bebidas fermentadas (p. ej., kombucha) son buenas fuentes de probióticos. Los probióticos pueden ayudar a mejorar la barrera intestinal, reducir la inflamación y modificar el sistema inmunológico, todo lo cual puede beneficiar positivamente la salud del hígado.

3. Alimentos ricos en polifenoles:

Los polifenoles son una clase de sustancias químicas de origen vegetal que tienen poderosas actividades antioxidantes y antiinflamatorias. Estos productos químicos pueden tener un impacto favorable en el microbioma intestinal al fomentar selectivamente el crecimiento de bacterias buenas y prevenir la proliferación de gérmenes peligrosos. Los alimentos ricos en polifenoles, como las bayas, el té verde, el chocolate y diversas hierbas y especias, pueden ayudar a mantener un intestino sano y potencialmente disminuir el avance de la enfermedad del hígado graso.

4. Ácidos grasos omega-3:
Se ha demostrado que los ácidos grasos omega-3, como los que se encuentran en el pescado graso, las nueces y las semillas de lino, tienen un efecto favorable sobre la flora intestinal y la función de la barrera intestinal. Estas sustancias antiinflamatorias pueden ayudar a reducir la inflamación en el hígado y potencialmente mejorar el perfil metabólico general asociado con la enfermedad del hígado graso.

5. Hidratación e ingesta de agua:
Una hidratación adecuada es vital para mantener un estómago sano. El agua tiene un papel clave en

el mantenimiento de la integridad de la barrera intestinal y en el apoyo al funcionamiento del microbioma intestinal. La deshidratación puede provocar un aumento de la permeabilidad intestinal y contribuir al desarrollo de un intestino permeable que, como se describió anteriormente, está fuertemente relacionado con la etiología de la enfermedad del hígado graso.

6. Minimizar los alimentos procesados y los aditivos:

Los alimentos altamente procesados a menudo contienen numerosos químicos alimentarios, conservantes y edulcorantes artificiales que pueden dañar la microbiota intestinal. Estas sustancias pueden alterar el equilibrio de las bacterias intestinales, provocar inflamación y contribuir al desarrollo de trastornos metabólicos, incluida la enfermedad del hígado graso. Minimizar el consumo de alimentos procesados y optar por alimentos integrales mínimamente procesados puede ayudar a mantener un ambiente intestinal saludable.

Al incorporar estas opciones dietéticas en un enfoque integral para controlar la enfermedad del hígado graso, las personas pueden promover la salud de su flora intestinal y su barrera intestinal, lo que podría disminuir el riesgo de progresión de la enfermedad y mejorar la función hepática general.

Capítulo tres

Nutrición para el manejo del hígado graso

Equilibrio de macronutrientes

El equilibrio adecuado de macronutrientes es un componente vital de una estrategia completa para controlar la enfermedad del hígado graso. Los tres macronutrientes (carbohidratos, proteínas y grasas) desempeñan funciones únicas en el desarrollo y la progresión de la enfermedad del hígado graso no alcohólico (NAFLD) y la enfermedad del hígado graso alcohólico (AFLD). Adoptar una proporción adecuada de macronutrientes ayudará a minimizar la acumulación de grasa en el hígado y mejorará la función hepática general.

1. Carbohidratos:

Los carbohidratos son la principal fuente de energía del cuerpo y su consumo excesivo puede contribuir al desarrollo de la enfermedad del hígado graso. Los carbohidratos simples y refinados, como los que se encuentran en los azúcares añadidos, el pan blanco y los pasteles, pueden provocar un aumento rápido de los niveles de glucosa en sangre, activando la liberación de insulina. La producción excesiva de insulina puede fomentar la conversión del exceso de carbohidratos en ácidos grasos, que luego se almacenan en el hígado, contribuyendo al desarrollo de NAFLD.

Para controlar la enfermedad del hígado graso, es vital concentrarse en consumir carbohidratos complejos ricos en fibra, como los que se encuentran en los cereales integrales, las frutas y las verduras. Estos carbohidratos complejos se digieren y absorben más lentamente, lo que proporciona un suministro más constante de energía y minimiza el estrés en el hígado. Además, el componente de fibra de estas fuentes de carbohidratos puede ayudar a mejorar la salud intestinal y reducir la inflamación, los cuales son favorables para la función hepática.

El consumo recomendado de carbohidratos para personas con enfermedad del hígado graso suele estar dentro del rango del 40-50% de su ingesta calórica diaria total. Sin embargo, esto puede verse alterado en función de características individuales, como la presencia de resistencia a la insulina o la gravedad de la dolencia.

2. Proteínas:

La ingesta de proteínas es crucial para mantener y reparar el tejido hepático, así como para apoyar la función metabólica general. En el caso de la enfermedad del hígado graso, el consumo adecuado de proteínas puede ayudar en la preservación de la masa muscular magra, que es necesaria para mantener un metabolismo saludable.

Opte por fuentes de proteínas magras de alta calidad, como aves, pescado, huevos, lentejas y productos lácteos bajos en grasa. Es menos probable que estas fuentes de proteínas provocan la acumulación de grasa en el hígado. Evite las fuentes de proteínas procesadas y ricas en grasas, como las carnes rojas, los lácteos enteros y las carnes procesadas, ya que pueden causar inflamación y empeorar la enfermedad.

La ingesta de proteínas recomendada para personas con enfermedad del hígado graso suele estar dentro del rango del 20 al 30% de su ingesta calórica diaria total. Esto se puede cambiar según las características individuales, como la prevalencia de la resistencia a la insulina o la necesidad de conservación de los músculos.

3. Grasas:
El tipo y la cantidad de grasas dietéticas consumidas desempeñan una influencia vital en el tratamiento de la enfermedad del hígado graso. Se

ha demostrado que las grasas insaturadas, como las que se encuentran en el aceite de oliva, los aguacates, las almendras y el pescado graso, tienen un impacto favorable en la salud del hígado.

Las grasas monoinsaturadas, como las que se encuentran en el aceite de oliva y los aguacates, pueden ayudar a mejorar la sensibilidad a la insulina y reducir la inflamación, los cuales son fundamentales para controlar la enfermedad del hígado graso. Las grasas poliinsaturadas, en particular los ácidos grasos omega-3 que se encuentran en los pescados grasos, tienen características antiinflamatorias y pueden ayudar a prevenir la formación de grasa en el hígado.

Por otro lado, las grasas saturadas y las grasas trans, que normalmente se encuentran en los alimentos fritos, los productos horneados y las carnes procesadas, podrían contribuir al avance de la enfermedad del hígado graso al aumentar la inflamación y la resistencia a la insulina.

La ingesta recomendada de grasas totales para personas con enfermedad del hígado graso normalmente está dentro del rango del 25-35% de su ingesta calórica diaria total, con una concentración de grasas insaturadas y una ingesta baja de grasas saturadas y trans.

Es fundamental tener en cuenta que el equilibrio apropiado de macronutrientes puede variar según las circunstancias individuales, como la gravedad de la enfermedad del hígado graso, la existencia de enfermedades coexistentes (por ejemplo, diabetes, síndrome metabólico) y las preferencias personales. Trabajar en estrecha colaboración con un profesional de la salud capacitado, como un dietista registrado, puede ayudar a determinar la asignación de macronutrientes más adecuada para las necesidades y objetivos de cada individuo.

Alimentos antiinflamatorios

Reducir la inflamación es una parte fundamental del control de la enfermedad del hígado graso, ya que la inflamación crónica puede contribuir a la progresión de la afección y al desarrollo de problemas hepáticos más graves, como la esteatohepatitis no alcohólica (NASH) y la fibrosis hepática.

La incorporación de elementos antiinflamatorios a la dieta puede ayudar a disminuir los procesos inflamatorios relacionados con la enfermedad del hígado graso y mejorar la función hepática general. Aquí hay algunos alimentos antiinflamatorios cruciales a considerar:

1. Ácidos grasos omega-3:
Los ácidos grasos omega-3, como los presentes en los pescados grasos (por ejemplo, salmón, caballa, sardinas), tienen importantes capacidades

antiinflamatorias. Estos ácidos grasos necesarios pueden ayudar a limitar la síntesis de citocinas y eicosanoides proinflamatorios, implicados en la cascada inflamatoria. Consumir pescado graso o tomar suplementos de omega-3 puede resultar útil para pacientes con enfermedad del hígado graso.

2. Frutas y Verduras:

Las frutas y verduras son ricas en una variedad de antioxidantes, vitaminas y fitoquímicos que exhiben cualidades antiinflamatorias. Algunas alternativas particularmente beneficiosas incluyen:

- Bayas (por ejemplo, arándanos, frambuesas, fresas)
- Verduras de hojas verdes (por ejemplo, espinacas, col rizada, rúcula)
- Verduras crucíferas (por ejemplo, brócoli, coliflor, coles de Bruselas)
- Frutas cítricas (por ejemplo, naranjas, limones, limas)
- Tomates (ricos en licopeno antioxidante)

3. Nueces y semillas:

Los frutos secos y las semillas son buenos proveedores de grasas antiinflamatorias, como las grasas monoinsaturadas y poliinsaturadas, además de antioxidantes y fibra. Los ejemplos incluyen almendras, nueces, semillas de chía y semillas de lino.

4. Cereales Integrales:

Los cereales integrales, como el arroz integral, la quinua y el trigo integral, tienen un alto contenido de fibra y pueden ayudar a reducir la inflamación al fomentar una flora intestinal saludable y aumentar la sensibilidad a la insulina.

5. Especias y hierbas:

Se ha demostrado que ciertas especias y hierbas exhiben poderosos efectos antiinflamatorios. Los ejemplos incluyen la cúrcuma (curcumina), el jengibre, la canela y el romero.

6. Alimentos fermentados:

Los alimentos fermentados, como el yogur, el kéfir, el chucrut y el kimchi, incluyen probióticos que pueden ayudar a reducir la inflamación al modificar el microbioma intestinal y mejorar la función de la barrera intestinal.

7. Té verde:
El té verde es rico en polifenoles, particularmente galato de epigalocatequina (EGCG), que se ha descubierto que tiene efectos antiinflamatorios y puede ayudar a proteger el hígado.

Al integrar estos alimentos antiinflamatorios en una dieta equilibrada, los pacientes con enfermedad del hígado graso podrían reducir la inflamación, mejorar la función hepática y retardar el curso de la afección.

Es fundamental tener en cuenta que, si bien ciertas comidas pueden ser beneficiosas, una estrategia holística para controlar la enfermedad del hígado graso también debe incluir otros ajustes en el estilo de vida, como ejercicio regular, control del peso y control del estrés.

Nutrientes que apoyan el hígado

Además de adoptar una ingesta equilibrada de macronutrientes y consumir alimentos antiinflamatorios, determinados nutrientes que promueven la salud y la función del hígado son vitales para el tratamiento de la enfermedad del hígado graso. Estos nutrientes pueden ayudar a proteger el hígado, estimular la regeneración y potencialmente revertir la formación de grasa en el hígado.

1. colina:
La colina es una vitamina importante que desempeña una función crítica en el metabolismo y la exportación de lípidos del hígado. El consumo inadecuado de colina se ha asociado con el

desarrollo y la progresión de la enfermedad del hígado graso no alcohólico (NAFLD). Los alimentos ricos en colina incluyen huevos, pescado graso, ganado vacuno, aves y algunas verduras (por ejemplo, brócoli y coliflor).

2. Vitamina E:

La vitamina E es un potente antioxidante que puede ayudar a proteger el hígado contra el estrés oxidativo y la inflamación, los cuales están involucrados en la fisiopatología de la enfermedad del hígado graso. Los estudios han demostrado que la suplementación con vitamina E puede mejorar la histología del hígado y disminuir la gravedad de NASH en personas con NAFLD.

3. Vitamina D:

La vitamina D se ha relacionado con numerosos aspectos de la función hepática, incluida la regulación de la inflamación y el metabolismo de los lípidos. Se han observado niveles bajos de vitamina D en personas con NAFLD y la suplementación puede ayudar a mejorar la función hepática y reducir el riesgo de desarrollar enfermedades.

4. Ácidos grasos omega-3:
Como se mencionó anteriormente, los ácidos grasos omega-3, como los que se encuentran en el pescado graso, tiene cualidades antiinflamatorias y pueden ayudar a prevenir la formación de grasa en el hígado. Se ha demostrado que la suplementación con ácidos grasos omega-3 mejora los niveles de enzimas hepáticas y reduce la acumulación de grasa hepática en personas con NAFLD.

5. Metionina y S-adenosilmetionina (SAMe):
La metionina es un aminoácido esencial que se transforma en S-adenosilmetionina (SAMe) en el cuerpo. SAMe juega un papel fundamental en la fabricación de glutatión, un potente antioxidante que protege el hígado. La suplementación con SAMe se ha examinado como una terapia potencial para NAFLD y NASH.

6. Zinc:

El zinc es un mineral importante que participa en varias actividades del hígado, incluida la síntesis de proteínas, la actividad enzimática y la defensa antioxidante. La deficiencia de zinc se ha relacionado con un mayor riesgo de NAFLD y fibrosis hepática. Asegurar una ingesta suficiente de zinc a través de fuentes alimentarias o suplementos puede ser ventajoso para las personas con enfermedad del hígado graso.

7. Selenio:

El selenio es un oligoelemento que sirve como antioxidante y ayuda al funcionamiento del hígado. Los niveles bajos de selenio se han asociado con el desarrollo y la progresión de NAFLD. Puede resultar ventajoso incorporar alimentos ricos en selenio, como nueces de Brasil, mariscos y algunas carnes, o contemplar la suplementación con selenio.

8. Coenzima Q10 (CoQ10):
La coenzima Q10 es un antioxidante liposoluble que desempeña una función fundamental en la síntesis de energía dentro de las células del hígado. Se han observado niveles reducidos de CoQ10 en personas con NAFLD y la suplementación puede ayudar a mejorar la función hepática y reducir el estrés oxidativo.

Al incorporar estos nutrientes que apoyan el hígado en la dieta, ya sea a través de fuentes alimenticias o de suplementos específicos (cuando sea necesario), las personas con enfermedad del hígado graso pueden mejorar potencialmente la salud general de su hígado, reducir la acumulación de grasa en el hígado y mitigar el riesgo de enfermedad progresiva.

Es vital contactar a un profesional de la salud, como un dietista calificado o un hepatólogo, para identificar las recomendaciones dietéticas adecuadas y cualquier suplemento necesario según las necesidades individuales y la gravedad del problema del hígado graso.

Capítulo cuatro

Intervenciones de ejercicio y estilo de vida

La importancia de la actividad física

El ejercicio físico regular es una piedra angular para controlar y potencialmente revertir la enfermedad del hígado graso, particularmente en el caso de la enfermedad del hígado graso no alcohólico (NAFLD). Se ha demostrado que el ejercicio tiene un impacto sustancial en diferentes aspectos de la salud del hígado, lo que lo convierte en un componente fundamental de una estrategia completa para el cuidado de la enfermedad del hígado graso.

1. Reducción del contenido de grasa del hígado:

Uno de los beneficios clave del ejercicio regular para las personas con enfermedad del hígado graso es la reducción del contenido de grasa del hígado. Los estudios han demostrado repetidamente que tanto el ejercicio aeróbico como el entrenamiento de resistencia pueden disminuir considerablemente la formación de grasa en el hígado. Esta reducción en el contenido de grasa del hígado es significativa ya que puede ayudar a prevenir el avance de la enfermedad y quizás revertir las primeras etapas de NAFLD.

2. Sensibilidad mejorada a la insulina:

La resistencia a la insulina es el principal factor de la enfermedad del hígado graso, ya que provoca un desequilibrio en el metabolismo de los lípidos y la acumulación de grasa en el hígado. Se ha demostrado que la actividad física regular aumenta la sensibilidad a la insulina, lo que puede ayudar a mejorar la homeostasis de la glucosa y los lípidos, reduciendo así el riesgo de progresión de la enfermedad del hígado graso.

3. Reducción de la inflamación:
La inflamación crónica es una característica de la esteatohepatitis no alcohólica (NASH), un tipo más grave de NAFLD. El ejercicio puede ayudar a reducir la inflamación al modificar la síntesis de citocinas proinflamatorias y aumentar la liberación de miosinas antiinflamatorias (moléculas liberadas por las células musculares). Esta reducción de la inflamación puede ayudar a minimizar el daño hepático asociado con NASH y potencialmente revertir la enfermedad.

4. Promoción de la pérdida y el control del peso:
El sobrepeso y la obesidad son factores de riesgo clave para el desarrollo y progresión de la enfermedad del hígado graso. El ejercicio físico regular, combinado con una alimentación equilibrada, puede ser un método eficaz para

obtener y mantener un peso corporal saludable. Se ha demostrado que la pérdida de peso mejora considerablemente la salud del hígado y reduce la gravedad de la enfermedad del hígado graso.

5. Mejora de la salud cardiovascular:
La enfermedad del hígado graso suele estar relacionada con un mayor riesgo de enfermedad cardiovascular, ya que las dos enfermedades tienen procesos subyacentes comunes, como la resistencia a la insulina y la desregulación metabólica. El ejercicio físico regular puede mejorar varios factores de riesgo cardiovascular, como la presión arterial alta, la dislipidemia y la función endotelial, reduciendo así el riesgo cardiovascular general en personas con enfermedad del hígado graso.

En cuanto al tipo e intensidad de la actividad física, a menudo se recomienda una combinación de ejercicio aeróbico y entrenamiento de resistencia para pacientes con enfermedad del hígado graso:

Ejercicio aeróbico:

- Las actividades aeróbicas de intensidad moderada, como caminar a paso ligero, trotar, andar en bicicleta o nadar, son particularmente útiles.

- Trate de realizar al menos 150 minutos de ejercicio aeróbico de intensidad moderada por semana o 75 minutos de ejercicio aeróbico de intensidad vigorosa por semana.

Entrenamiento de resistencia:

- La incorporación de ejercicios de resistencia, como levantamiento de pesas o ejercicios con peso corporal, puede ayudar a desarrollar y mantener la masa muscular, que es crucial para el metabolismo y la sensibilidad a la insulina.

- Intente realizar 2 o 3 series de ejercicios de resistencia por semana, ejerciendo todos los grupos musculares principales.

Es vital enfatizar que las personas con enfermedad del hígado graso deben comenzar con un enfoque moderado y progresivo del ejercicio físico, teniendo en cuenta su nivel actual de condición física y cualquier problema de salud subyacente. Consultar con un profesional de la salud, como un fisioterapeuta o un especialista en ejercicio, puede ayudar a crear un régimen de actividad personalizado que sea seguro y eficaz para controlar la enfermedad del hígado graso.

Técnicas de manejo del estrés

El estrés crónico es un factor bien reconocido en el desarrollo y progresión de la enfermedad del hígado graso. Los niveles elevados de estrés pueden tener un impacto perjudicial en varios sistemas fisiológicos, provocando un aumento de la inflamación, anomalías metabólicas y el empeoramiento de los problemas subyacentes relacionados con la enfermedad del hígado graso. Por lo tanto, implementar enfoques eficaces de manejo del estrés dentro de una intervención completa en el estilo de vida es vital para las personas con enfermedad del hígado graso.

1. Atención plena y meditación:
Se ha demostrado que prácticas como la meditación de atención plena, que requieren atención centrada y conciencia sin prejuicios del momento presente, tienen una buena influencia en la función hepática. La atención plena puede ayudar a reducir el estrés, disminuir la inflamación y aumentar el bienestar general, todo lo cual puede ayudar a las personas con enfermedad del hígado graso.

2. Ejercicios de respiración profunda:
Realizar ejercicios de respiración profunda, como la respiración diafragmática o la respiración en caja, puede activar el sistema nervioso parasimpático, que es responsable de la respuesta de descanso y digestión del cuerpo. Esto puede ayudar a contrarrestar los impactos fisiológicos del estrés,

disminuyendo los niveles de cortisol y creando una sensación de relajación.

3. Yoga y Tai Chi:
Prácticas como el yoga y el tai chi combina movimiento físico, control de la respiración y atención plena, lo que las convierte en herramientas eficaces para controlar el estrés. Estos ejercicios para la mente y el cuerpo se han asociado con una reducción de la inflamación, una mejor sensibilidad a la insulina y una mejor función hepática general en personas con enfermedad del hígado graso.

4. Relajación muscular progresiva:
La relajación muscular progresiva (PMR) es una técnica que consiste en tensar y relajar sistemáticamente diferentes grupos de músculos de todo el cuerpo. Esta técnica puede ayudar a aliviar la tensión física y generar un estado de relajación profunda, lo que puede ser bueno para las personas que enfrentan la carga de tratar una afección crónica como la enfermedad del hígado graso.

5. Terapia Cognitivo-Conductual (TCC):

La terapia cognitivo-conductual es un estilo de psicoterapia que ayuda a los pacientes a descubrir y mejorar patrones de pensamiento y conductas negativas que contribuyen al estrés y la ansiedad. La TCC puede ser particularmente eficaz para pacientes con enfermedad del hígado graso que pueden estar sufriendo los componentes emocionales y psicológicos de su afección.

6. Apoyo y asesoramiento social:

Buscar el apoyo de amigos, familiares, grupos de apoyo o expertos en salud mental puede ayudar a las personas con enfermedad del hígado graso a controlar el estrés y los problemas emocionales asociados con la afección. El asesoramiento y el apoyo pueden ofrecer una salida productiva para controlar el estrés y mejorar el bienestar general.

Es fundamental tener en cuenta que el manejo del estrés no es un enfoque único para todos y es posible que las personas necesitan experimentar con diferentes estrategias para encontrar la que funcione mejor para ellos. Incorporar una combinación de las medidas antes mencionadas, adaptadas a las preferencias y necesidades individuales, puede ser una forma eficaz de gestionar el estrés y mejorar la salud hepática general en personas con enfermedad del hígado graso.

Sueño y ritmo circadiano

Un sueño adecuado y de calidad, así como el mantenimiento de un ritmo circadiano saludable, son factores cruciales en el tratamiento de la enfermedad del hígado graso. Las alteraciones del sueño y de los ritmos circadianos pueden tener un impacto significativo en diversos procesos fisiológicos, exacerbando los mecanismos subyacentes asociados con el desarrollo y la progresión de la enfermedad del hígado graso.

1. La importancia del sueño:

Es necesario un sueño suficiente y de alta calidad para salud general y función hepática. Las personas con enfermedad del hígado graso, en particular aquellas con enfermedad del hígado graso no alcohólico (NAFLD), pueden presentar anomalías del sueño, como apnea obstructiva del sueño, insomnio y mala calidad del sueño.

La duración inadecuada del sueño y la mala calidad del sueño pueden contribuir a la fisiopatología de la enfermedad del hígado graso a través de numerosos mecanismos:

- Aumento de la resistencia a la insulina y disminución del metabolismo de la glucosa.
- Desregulación de las hormonas que regulan el apetito, lo que resulta en comer en exceso y aumentar de peso.
- Inflamación elevada y estrés oxidativo.

- Alteración del eje intestino-hígado y del microbioma intestinal.

Abordar los trastornos del sueño y mantener un sueño adecuado y de alta calidad es un elemento fundamental para controlar la enfermedad del hígado graso, ya que puede ayudar a mejorar los parámetros metabólicos, reducir la inflamación y promover la salud general del hígado.

2. Ritmo circadiano y función hepática:
El ritmo circadiano, el reloj biológico interno que regula diferentes procesos fisiológicos, está directamente relacionado con la función hepática y el desarrollo de la enfermedad del hígado graso.

El hígado es un factor crítico en el ritmo circadiano, ya que participa en el control de los procesos metabólicos, incluido el metabolismo de los lípidos y la glucosa, así como en la generación y liberación de ácidos biliares. Las alteraciones en el ritmo circadiano pueden provocar un desajuste entre el reloj interno del cuerpo y las señales ambientales externas, como la exposición a la luz y los horarios de las comidas.

Las anomalías del ritmo circadiano se han relacionado con los siguientes resultados que pueden contribuir a la enfermedad del hígado graso:

- Alteraciones en la expresión de genes implicados en el metabolismo de lípidos y glucosa.
- Homeostasis alterada de los ácidos biliares.
- Disminución de la sensibilidad a la insulina hepática.
- Aumento de la inflamación y del estrés oxidativo.

Mantener un ciclo normal de sueño-vigilia y la exposición a ciclos naturales de luz y oscuridad puede ayudar a sincronizar el ritmo circadiano y mejorar la función hepática en personas con enfermedad del hígado graso.

3. Estrategias para mejorar el sueño y el ritmo circadiano:

Para promover la calidad del sueño y mantener un ritmo circadiano saludable, las personas con enfermedad del hígado graso pueden utilizar las siguientes estrategias:

- Establecer un plan de sueño constante, con una hora regular de acostarse y despertarse, incluso los fines de semana.

- Cree un ambiente propicio para el sueño asegurándose de que el dormitorio esté oscuro, fresco y silencioso.

- Limite la exposición a dispositivos que emitan luz azul (por ejemplo, teléfonos móviles, tabletas, computadoras) cerca de la hora de acostarse.

- Realice actividades relajantes antes de acostarse, como leer, hacer estiramientos suaves o meditar.

- Evite el consumo de café, alcohol y comidas copiosas antes de acostarse.

- Realizar actividad física regular durante el día para fomentar un mejor sueño por la noche.

- La exposición a la luz natural durante el día y minimizar la exposición a la luz durante la noche pueden ayudar a mantener un ritmo circadiano saludable.

Al enfatizar la calidad del sueño y mantener un ritmo circadiano estable, las personas con enfermedad del hígado graso pueden impactar positivamente diferentes procesos metabólicos e inflamatorios, promoviendo en última instancia la función hepática y potencialmente reduciendo el curso de la afección.

Es fundamental ponerse en contacto con un profesional de la salud, como un especialista en sueño o un hepatólogo, para elaborar un plan específico para resolver los problemas del sueño y del ritmo circadiano, ya que pueden verse influenciados por enfermedades médicas subyacentes u otras variables.

Capítulo Cinco

Suplementos y Remedios Naturales

Suplementos basados en evidencia

Además de las modificaciones en el estilo de vida y los cambios en la dieta, el uso de algunos suplementos puede ser un componente importante de una estrategia holística para controlar la enfermedad del hígado graso. Si bien el impacto de los suplementos sobre la enfermedad del hígado graso es un área de investigación actual, numerosos suplementos han demostrado resultados prometedores para mantener la salud del hígado y tal vez corregir la acumulación de grasa en el hígado.

1. **Vitamina E:**

La vitamina E es un potente antioxidante que ha sido ampliamente examinado por sus posibles beneficios en el tratamiento de la enfermedad del hígado graso no alcohólico (NAFLD) y la esteatohepatitis no alcohólica (NASH). Varias investigaciones clínicas han demostrado que la suplementación con dosis altas de vitamina E (generalmente 800-1200 UI por día) puede mejorar los niveles de enzimas hepáticas, reducir el contenido de grasa del hígado e incluso provocar cambios histológicos en personas con EHNA.

Los procesos informados por los cuales la vitamina E puede ser ventajosa incluyen su capacidad para reducir el estrés oxidativo, la inflamación y la resistencia a la insulina, todos los cuales contribuyen de manera importante al desarrollo y progresión de la enfermedad del hígado graso.

2. **Ácidos grasos omega-3:**

Los ácidos grasos omega-3, en particular el ácido eicosapentaenoico (EPA) y el ácido docosahexaenoico (DHA), han sido ampliamente examinados por su posible importancia en el tratamiento de la enfermedad del hígado graso. Se ha demostrado que estos ácidos grasos esenciales presentan características antiinflamatorias y pueden ayudar a mejorar el metabolismo de los lípidos y la sensibilidad a la insulina.

La investigación clínica ha demostrado que la suplementación con ácidos grasos omega-3, ya sea de aceite de pescado o de fuentes de algas, puede conducir a una reducción del contenido de grasa del hígado y a una mejora de los niveles de enzimas hepáticas en personas con NAFLD. La dosis sugerida normalmente varía de 2 a 4 gramos por día.

3. Probióticos y Prebióticos:
El eje intestino-hígado desempeña un papel importante en la fisiopatología de la enfermedad

del hígado graso y la manipulación del microbioma intestinal se ha convertido en un posible objetivo terapéutico. Los suplementos probióticos, que incluyen bacterias y levaduras vivas útiles, y los suplementos prebióticos, que ofrecen los nutrientes necesarios para permitir el crecimiento de estos microorganismos beneficiosos, se han mostrado prometedores en el tratamiento de la enfermedad del hígado graso.

Los estudios han revelado que los suplementos probióticos y prebióticos pueden ayudar a mejorar la función hepática, reducir la inflamación y potencialmente revertir la formación de grasa en el hígado. Las cepas y cantidades precisas de probióticos pueden variar, y es recomendable consultar con un médico para obtener recomendaciones individualizadas.

4. Resveratrol:
El resveratrol es un polifenol químico presente en varias plantas, incluidas las uvas, las bayas y el

maní. Esta sustancia química ha sido explorada por sus posibles beneficios en el contexto de la enfermedad del hígado graso debido a sus efectos antiinflamatorios, antioxidantes y reguladores metabólicos.

Un estudio preliminar ha revelado que la administración de resveratrol puede ayudar a reducir el contenido de grasa del hígado, mejorar la sensibilidad a la insulina y retardar la progresión de NAFLD y NASH. La dosis sugerida normalmente varía de 200 a 500 mg por día.

5. Colina:

La colina es una vitamina importante que desempeña una función crítica en el metabolismo y la exportación de lípidos del hígado. El consumo inadecuado de colina se ha asociado con el desarrollo y la progresión de NAFLD, ya que podría provocar la acumulación de grasa en el hígado.

Se ha demostrado que la suplementación con colina, ya sea en forma de bitartrato de colina o fosfatidilcolina, mejora los niveles de enzimas hepáticas y reduce el contenido de grasa hepática en personas con NAFLD. La dosis sugerida normalmente varía de 500 a 1000 mg por día.

6. Coenzima Q10 (CoQ10):
La coenzima Q10 es un antioxidante liposoluble necesario para la síntesis de energía dentro de las células del hígado. Se han encontrado niveles reducidos de CoQ10 en personas con NAFLD y se ha estudiado la suplementación con CoQ10 como un posible tratamiento terapéutico.

Algunos estudios han sugerido que la suplementación con CoQ10 puede mejorar la función hepática, reducir el estrés oxidativo y quizás revertir la formación de grasa en el hígado. La dosis sugerida normalmente varía de 100 a 300 mg por día.

Es fundamental resaltar que el uso de suplementos en el tratamiento de la enfermedad del hígado graso debe ser revisado con un experto en atención médica, ya que pueden interactuar con medicamentos o tener posibles efectos negativos, particularmente en aquellos con trastornos médicos subyacentes.

Terapias herbarias

Además de los suplementos basados en evidencia, se han examinado varios remedios a base de hierbas por sus posibles beneficios en el tratamiento de la enfermedad del hígado graso. Si bien la investigación en este campo aún se está expandiendo, varias terapias a base de hierbas han mostrado resultados prometedores y pueden considerarse parte de un enfoque completo para la salud del hígado.

1. Silimarina (cardo mariano):

La silimarina es el ingrediente activo aislado de la planta del cardo mariano (Silybum marianum) y ha sido ampliamente explorada por sus posibles ventajas en el contexto de enfermedades hepáticas, en particular la enfermedad del hígado graso.

Se ha informado que la silimarina exhibe propiedades antioxidantes, antiinflamatorias y hepatoprotectoras, que pueden ayudar a proteger el hígado de los efectos perjudiciales del estrés oxidativo y la inflamación. Varios estudios han demostrado que la suplementación con silimarina puede ayudar a mejorar los niveles de enzimas hepáticas, reducir el contenido de grasa del hígado y potencialmente detener la progresión de NAFLD y NASH.

La dosis sugerida de silimarina (estandarizada para contener entre un 70 y un 80 % de silimarina) normalmente varía de 200 a 400 mg por día, en dosis separadas.

2. Curcumina (cúrcuma):

La curcumina es la principal sustancia química que se encuentra en la cúrcuma (Curcuma longa) y se ha explorado intensamente por sus posibles aplicaciones terapéuticas en diferentes trastornos de salud, incluida la enfermedad del hígado graso.

La curcumina ofrece importantes capacidades antiinflamatorias y antioxidantes, que pueden ayudar a mejorar los mecanismos subyacentes implicados en el desarrollo y la progresión de NAFLD y NASH. Algunos estudios han revelado que la administración de curcumina puede ayudar a mejorar los niveles de enzimas hepáticas, reducir el contenido de grasa del hígado e incluso revertir la fibrosis hepática en personas con enfermedad del hígado graso.

La dosis sugerida para los suplementos de curcumina generalmente varía de 500 a 1000 mg por día, comúnmente en forma de extracto estandarizado o formulación de fitosomas para aumentar la absorción.

3. berberina:

La berberina es una sustancia química natural que se encuentra en varias plantas, como el sello de oro (Hydrastis canadensis) y el agracejo (Berberis vulgaris). Ha llamado la atención por sus posibles beneficios en el tratamiento de enfermedades metabólicas, especialmente la enfermedad del hígado graso.

Se ha informado que la berberina contiene características sensibilizadoras a la insulina, antiinflamatorias y reductoras de lípidos, todas las cuales son relevantes en el contexto de la enfermedad del hígado graso. Varios estudios han demostrado que la administración de berberina puede ayudar a mejorar los niveles de enzimas hepáticas, reducir el contenido de grasa del hígado y potencialmente revertir el curso de la NAFLD.

La dosis sugerida de suplementos de berberina normalmente oscila entre 500 y 1500 mg por día, a menudo dividida en varias dosis.

4. Extracto de té verde:

El té verde es rico en polifenoles, en particular galato de epigalocatequina (EGCG), que se han examinado por sus posibles beneficios en el tratamiento de la enfermedad del hígado graso.

Las características antioxidantes y antiinflamatorias de los extractos de té verde pueden ayudar a proteger el hígado del estrés oxidativo y la inflamación, que contribuyen de manera importante al desarrollo y la progresión de NAFLD y NASH. Algunos estudios han revelado que la administración de té verde puede ayudar a mejorar los niveles de enzimas hepáticas y reducir el contenido de grasa del hígado en personas con enfermedad del hígado graso.

La dosis sugerida para los suplementos de extracto de té verde normalmente varía de 400 a 800 mg por día, estandarizada para contener entre un 50 y un 80 % de polifenoles.

Es vital hablar con un médico antes de agregar cualquier remedio a base de hierbas al tratamiento de la enfermedad del hígado graso, ya que pueden interactuar con productos farmacéuticos o tener efectos potencialmente negativos, particularmente en aquellos con problemas médicos subyacentes.

Enfoques integradores

Adoptar un enfoque integrador para el cuidado de la enfermedad del hígado graso podría implicar la combinación estratégica de suplementos basados en evidencia, terapias a base de hierbas y otras modalidades complementarias, junto con tratamientos médicos tradicionales y modificaciones en el estilo de vida. Este enfoque holístico se esfuerza por abordar la naturaleza multidimensional de la enfermedad del hígado graso y brindar una solución integral para las personas que buscan mejorar la salud de su hígado.

1. Terapias complementarias combinadas:
En lugar de depender de un solo suplemento, una estrategia integrada puede incorporar el uso de terapias combinadas de suplementos dirigidas a varios elementos de la enfermedad del hígado graso.

Por ejemplo, se puede investigar una combinación de suplementos como vitamina E, ácidos grasos omega-3 y probióticos. El argumento detrás de esta estrategia es que los efectos sinérgicos de varios suplementos pueden potencialmente brindar un apoyo más integral a la salud del hígado, apuntando a los mecanismos subyacentes de la inflamación, el estrés oxidativo y la disfunción del eje intestino-hígado.

Cuando se utiliza una terapia de suplementos combinada, es vital consultar con un médico para garantizar la seguridad, eficacia y dosis óptimas de los suplementos seleccionados.

2. Sinergias herbarias:
De manera similar, una estrategia integradora puede implicar la combinación de diversas hierbas medicinales para aprovechar sus posibles efectos sinérgicos.

Por ejemplo, se puede investigar una combinación de silimarina (cardo mariano), curcumina (cúrcuma) y berberina. Las características antiinflamatorias, antioxidantes y reguladoras metabólicas de estas hierbas pueden funcionar en armonía para brindar un apoyo integral a la función hepática y potencialmente revertir la acumulación de grasa en el hígado.

Como ocurre con todas las combinaciones de suplementos, el uso de sinergias herbales debe explorarse con un experto en atención médica, particularmente en el contexto de posibles interacciones con medicamentos o afecciones médicas subyacentes.

3. Terapias Mente-Cuerpo:

Un enfoque integrador para la terapia de la enfermedad del hígado graso también puede incorporar terapias mente-cuerpo, como la meditación, el yoga y el tai chi, además del uso de vitaminas y remedios a base de hierbas.

Estas actividades mente-cuerpo pueden ayudar a abordar los aspectos emocionales y psicológicos de vivir con una enfermedad crónica como la enfermedad del hígado graso. Al reducir el estrés, mejorar la calidad del sueño y mejorar el bienestar general, las terapias mente-cuerpo pueden complementar los aspectos físicos del cuidado de la salud del hígado.

4. Protocolos Integrativos Personalizados:
Desarrollar un enfoque integrador personalizado para el manejo de la enfermedad del hígado graso es fundamental, ya que las diferencias individuales en genética, estilo de vida y condiciones de salud subyacentes pueden influir en la combinación adecuada de intervenciones.

Un especialista en atención médica, como un practicante de medicina integrada o un hepatólogo, puede trabajar con el individuo para evaluar sus necesidades, historial médico y preferencias particulares, y luego elaborar un plan integrador personalizado que puede implicar una combinación de lo siguiente:

- Suplementos basados en evidencia
- Remedios de hierbas
- Prácticas mente-cuerpo
- Cambios dietéticos
- Intervenciones en el estilo de vida
- Procedimientos médicos convencionales

Es posible que sea necesario realizar un seguimiento regular y realizar ajustes al protocolo integrador para garantizar el enfoque más eficaz e individualizado para el tratamiento de la enfermedad del hígado graso.

Al adoptar un enfoque integrador que combina los beneficios de los suplementos, las terapias a base de hierbas y las prácticas mente-cuerpo con el tratamiento médico convencional y modificaciones en el estilo de vida, las personas con enfermedad del hígado graso pueden potencialmente lograr mejores resultados y mejorar la salud general de su hígado.

Capítulo Seis

Revertir el hígado graso mediante la pérdida de peso

La dieta cetogénica para el hígado graso

La dieta cetogénica, un régimen dietético rico en grasas y bajo en carbohidratos, se ha convertido en un tratamiento viable para corregir la enfermedad del hígado graso, en particular la enfermedad del hígado graso no alcohólico (NAFLD). Al establecer un estado de cetosis, la dieta cetogénica puede abordar eficazmente las anomalías metabólicas subyacentes relacionadas con la acumulación de grasa en el hígado.

1. Principios de la Dieta Cetogénica:

La dieta cetogénica se caracteriza por una distribución de macronutrientes marcadamente diferente de la dieta occidental convencional. En lugar de la proporción tradicional alta en carbohidratos, moderada en proteínas y baja en grasas, la dieta cetogénica implica:

- Bajo consumo de carbohidratos (normalmente 20-50 gramos por día o 5-10% del total de calorías diarias)
- Consumo moderado de proteínas (normalmente 0,6-1,0 gramos por kilogramo de peso corporal)
- Consumo elevado de grasas (normalmente entre el 60 y el 80 % del total de calorías diarias)

Esta disposición de macronutrientes convierte la principal fuente de combustible del cuerpo de glucosa en cuerpos cetónicos, un proceso conocido como cetosis. La cetosis puede tener varias implicaciones favorables para la salud del hígado y el tratamiento de la enfermedad del hígado graso.

2. Mecanismos de Acción:

La dieta cetogénica puede ayudar a tratar la enfermedad del hígado graso mediante los siguientes mecanismos:

- Reducción de la lipogénesis de novo (el proceso de convertir los carbohidratos en ácidos grasos)
- Mejora de la sensibilidad a la insulina y disminución de la resistencia a la insulina.
- Aumento de la oxidación de los ácidos grasos y disminución de la acumulación de grasa hepática.
- Reducción de la inflamación y el estrés oxidativo.
- Modulación del microbioma intestinal y mejora de la función del eje intestino-hígado.

3. Evidencia clínica:

Varios Investiga han explorado los efectos de la dieta cetogénica sobre la enfermedad del hígado graso y los resultados han sido prometedores. Una revisión sistemática y un metanálisis de ensayos en los que participaron personas con NAFLD indicaron que la dieta cetogénica era más eficaz que una dieta regular baja en calorías para reducir el contenido de grasa del hígado, aumentar los niveles de enzimas hepáticas y mejorar la sensibilidad a la insulina.

Además, las investigaciones han demostrado que la dieta cetogénica puede conducir a una pérdida de peso significativa, lo cual es un aspecto vital en el tratamiento y reversión de la enfermedad del hígado graso. La pérdida de peso obtenida con la dieta cetogénica puede ayudar a disminuir la carga general sobre el hígado y mejorar numerosos marcadores metabólicos relacionados con la NAFLD.

4. Consideraciones prácticas:
Al establecer una dieta cetogénica para el tratamiento de la enfermedad del hígado graso, es fundamental tener en cuenta lo siguiente:
- Monitoreo y ajustes: es necesario un monitoreo regular de los niveles de enzimas hepáticas, perfiles de lípidos y otros biomarcadores pertinentes para

garantizar la seguridad y eficacia de la dieta cetogénica. Es posible que sea necesario cambiar la dieta con el tiempo según las reacciones individuales y los cambios en la salud del hígado.

- Adecuación de nutrientes: garantizar una ingesta suficiente de nutrientes vitales, como vitaminas, minerales y fibra, es fundamental cuando se sigue una dieta cetogénica. Esto puede requerir el uso de suplementos o la adición de dietas ricas en nutrientes y bajas en carbohidratos.

- Posibles efectos adversos: algunas personas pueden experimentar efectos adversos, como fatiga, dolores de cabeza o malestar gastrointestinal, durante el cambio a una dieta cetogénica. Estas dificultades deben abordarse y pueden ser necesarios cambios en la dieta.

- Sostenibilidad a largo plazo: La dieta cetogénica puede ser difícil de mantener a largo plazo, y puede ser necesaria una transición a una dieta más equilibrada de estilo mediterráneo para garantizar la sostenibilidad de las modificaciones dietéticas y el mantenimiento de los avances en la salud del hígado.

Es fundamental colaborar estrechamente con un profesional de la salud, como un dietista certificado o un hepatólogo, mientras se implementa una dieta cetogénica para el tratamiento de la enfermedad del hígado graso. Pueden proporcionar dirección personalizada, monitorear el progreso y garantizar la seguridad y efectividad de la intervención nutricional.

Protocolos de ayuno intermitente

El ayuno intermitente, un método dietético que implica alternar entre períodos de ayuno y comida, ha atraído gran atención por sus posibles beneficios en el tratamiento y reversión de la enfermedad del hígado graso. Este método puede crear sinergia con otras estrategias de estilo de vida para promover la pérdida de peso, mejorar los parámetros metabólicos y mantener la salud general del hígado.

1. Principios del ayuno intermitente:

El ayuno intermitente incluye restringir el período de tiempo durante el cual un individuo consume alimentos, a menudo alternando entre períodos de ayuno prolongados y períodos de comida más cortos. Algunos métodos típicos de ayuno intermitente incluyen:

- Alimentación con restricción de tiempo: limitar el período de alimentación diario a 8-12 horas, dedicando las 12-16 horas restantes al ayuno.

- Ayuno en días alternos: alternar entre un día normal de alimentación y un día de ayuno, donde se consume un mínimo de calorías.

- Ayuno 5:2: Consumir una comida típica durante 5 días a la semana y restringir la ingesta calórica a 500-600 calorías durante los 2 días restantes.

2. Mecanismos de acción:

El ayuno intermitente puede tener un impacto favorable en la enfermedad del hígado graso a través de numerosos mecanismos:

- Mejora de la sensibilidad a la insulina: Períodos de ayuno puede mejorar sensibilidad a la insulina, que es fundamental para reducir la acumulación de grasa en el hígado.

- Reducción del estrés oxidativo y la inflamación: se ha demostrado que el ayuno activa vías celulares que pueden mejorar el estrés oxidativo y la inflamación, los cuales contribuyen al avance de la enfermedad del hígado graso.

- Oxidación mejorada de ácidos grasos: durante el ayuno, el cuerpo pasa a utilizar la grasa almacenada como fuente principal de combustible, lo que aumenta la oxidación de los ácidos grasos y reduce el almacenamiento de grasa en el hígado.

- Modulación de la microbiota intestinal: el ayuno intermitente puede alterar positivamente la microbiota intestinal, lo que tiene implicaciones para el eje intestino-hígado y la función hepática en general.

3. Evidencia clínica:

Varios Investiga han explorado los efectos del ayuno intermitente sobre la enfermedad del hígado graso y los resultados han sido favorables. Una revisión sistemática y un metanálisis de ensayos con personas con NAFLD indicaron que el ayuno intermitente ayudó a reducir el contenido de grasa del hígado, aumentar los niveles de enzimas hepáticas y mejorar la sensibilidad a la insulina.

Además, las investigaciones han demostrado que el ayuno intermitente puede provocar una pérdida de peso significativa, que es un aspecto vital en el tratamiento y reversión de la enfermedad del hígado graso. La pérdida de peso lograda mediante el ayuno intermitente puede ayudar a disminuir la carga general sobre el hígado y mejorar numerosos marcadores metabólicos relacionados con la NAFLD.

4. Consideraciones prácticas:

Al establecer un programa de ayuno intermitente para el tratamiento de la enfermedad del hígado graso, es fundamental tener en cuenta lo siguiente:

- Individualización: el programa específico de ayuno intermitente debe ajustarse a las preferencias, el historial médico y los objetivos de salud generales del individuo. Es posible que no todos los protocolos sean adecuados para todos.

- Monitoreo y ajustes: es necesario un monitoreo regular de los niveles de enzimas hepáticas, perfiles de lípidos y otros biomarcadores pertinentes para garantizar la seguridad y eficacia del programa de ayuno intermitente. Es posible que sea necesario cambiar el procedimiento con el tiempo según las respuestas individuales y los cambios en la salud del hígado.

- Adecuación de nutrientes: Asegurar una ingesta adecuada de nutrientes durante los periodos de comida es vital para prevenir deficiencias nutricionales y mejorar la salud general.

- Posibles efectos adversos: Algunas personas pueden presentar efectos adversos, como cansancio, dolores de cabeza o molestias gastrointestinales, durante los períodos de ayuno. Estas preocupaciones deben abordarse y es posible que sean necesarias revisiones del protocolo.

- Sostenibilidad a largo plazo: Mantener un programa de ayuno intermitente sostenido a largo plazo puede resultar difícil. Cambiar a una dieta más equilibrada de estilo mediterráneo puede ser importante para garantizar el mantenimiento de los avances en la salud del hígado.

Es fundamental colaborar estrechamente con un experto en atención médica, como un dietista certificado o un hepatólogo, mientras se implementa un programa de ayuno intermitente para el tratamiento de la enfermedad del hígado graso. Pueden proporcionar dirección personalizada, monitorear el progreso y garantizar la seguridad y efectividad de la intervención nutricional.

Cambios de estilo de vida sostenibles

Si bien la pérdida de peso mediante la dieta cetogénica o el ayuno intermitente puede ser beneficiosa para corregir la enfermedad del hígado graso, es necesario realizar modificaciones sostenibles en el estilo de vida para mantener los avances en la salud del hígado a largo plazo. La implementación de un enfoque holístico que incorpora ajustes dietéticos, actividad física frecuente y otros hábitos saludables puede ayudar a las personas con enfermedad del hígado graso a alcanzar y mantener los objetivos deseados.

1. Modificaciones dietéticas:
Adoptar una dieta equilibrada y rica en nutrientes es vital para el tratamiento a largo plazo de la enfermedad del hígado graso. Si bien la dieta cetogénica o el ayuno intermitente pueden tener éxito a corto plazo, cambiar a un enfoque dietético

más sostenible, como una dieta de estilo mediterráneo, puede ayudar a garantizar la preservación de los avances en la salud del hígado.

Los factores clave de un enfoque dietético sostenible para la enfermedad del hígado graso incluyen:
- Énfasis en alimentos integrales y menos procesados.
- Incorporación de fuentes de proteínas magras, como pescado, aves y lentejas.
- Inclusión de carbohidratos complejos ricos en fibra, como cereales integrales, frutas y verduras.
- Énfasis en las grasas saludables, como las que se encuentran en las nueces, las semillas y los aguacates.
- Reducción de azúcares añadidos, carbohidratos procesados y grasas nocivas

Mantener una dieta equilibrada y rica en nutrientes puede ayudar a mantener la salud metabólica general, reducir la inflamación y promover la reversión a largo plazo de la enfermedad del hígado graso.

2. Actividad física regular:

La actividad física regular es un componente vital de un estilo de vida sostenible para controlar la enfermedad del hígado graso. Se ha descubierto que el ejercicio ofrece varios beneficios, entre ellos:

- Reducción del contenido de grasa del hígado.
- Mejora de la sensibilidad a la insulina.
- Mejora de la salud cardiovascular.
- Promoción del bienestar metabólico general.

Intente realizar una combinación de ejercicio aeróbico (p. ej., caminar a paso ligero, trotar, andar en bicicleta) y entrenamiento de resistencia (p. ej., entrenamiento de fuerza, ejercicios con el peso corporal) durante al menos 150 a 300 minutos de actividad física de intensidad moderada por semana.

Es fundamental aumentar progresivamente la duración y la intensidad de la actividad física, teniendo en cuenta los niveles de condición física individuales y cualquier problema de salud subyacente. Consultar con un experto en atención médica o un asesor de fitness puede ayudar a diseñar un plan de entrenamiento personalizado.

3. Manejo del estrés:
El estrés crónico puede contribuir al desarrollo y progresión de la enfermedad del hígado graso al aumentar la inflamación, la resistencia a la insulina y las anomalías metabólicas. Es vital incorporar buenas prácticas de gestión del estrés en un enfoque de estilo de vida sostenible.

Las estrategias para el manejo del estrés pueden incluir:
- Métodos de atención plena, como meditación, yoga o ejercicios de respiración profunda.
- Participar en actividades de relajación, como leer, escribir un diario o escuchar música.

- Buscar apoyo social de amigos, familiares o grupos de apoyo.

- Practicar una excelente higiene del sueño y garantizar un descanso adecuado.

Al abordar los componentes relacionados con el estrés de la enfermedad del hígado graso, las personas pueden mejorar la salud y el bienestar general del hígado.

4. Modificaciones de comportamiento:

Desarrollar y mantener comportamientos saludables es fundamental para el tratamiento a largo plazo de la enfermedad del hígado graso. Esto puede incluir:

- Establecer una rutina de sueño constante y priorizar una excelente higiene del sueño.

- Limitar el consumo de alcohol y evitar beber en exceso.

- Dejar de fumar o abstenerse de consumir tabaco.

- Monitorear periódicamente la salud del hígado con chequeos de rutina y pruebas de laboratorio.

La incorporación de estas mejoras de comportamiento en un enfoque de estilo de vida sostenible puede ayudar a perpetuar los buenos cambios y ayudar a revertir a largo plazo la enfermedad del hígado graso.

5. Apoyo continuo y responsabilidad:
Mantener cambios duraderos en el estilo de vida puede ser difícil, y el apoyo y la responsabilidad continuos pueden resultar útiles. Las estrategias pueden incluir:

- Buscar ayuda de un dietista, nutricionista o profesional de la salud certificado
- Unirse a un grupo de apoyo o comunidad de personas con objetivos de salud similares.
- Usar herramientas digitales, como rastreadores de actividad física o aplicaciones para teléfonos inteligentes, para medir el progreso
- Evaluar y revisar periódicamente el plan de estilo de vida en función de las necesidades y aportaciones individuales.

Al implementar un enfoque de estilo de vida completo y sostenible, las personas con enfermedad del hígado graso pueden controlar eficazmente su enfermedad, lograr mejoras a largo plazo en la salud del hígado y reducir el riesgo de progresión de la enfermedad.

Capítulo Siete

Tratamientos médicos convencionales

Medicamentos para el hígado graso

Si bien las modificaciones del estilo de vida, como los cambios en la dieta y el ejercicio, son la piedra angular para controlar la enfermedad del hígado graso, los tratamientos médicos convencionales, incluidas las intervenciones farmacéuticas, pueden desempeñar un papel complementario en determinadas circunstancias. Estos medicamentos se centran en gran medida en resolver las anomalías metabólicas subyacentes y minimizar el riesgo de desarrollo de enfermedades.

1. Agentes sensibilizantes a la insulina:

La resistencia a la insulina es un factor crítico en el desarrollo y progresión de la enfermedad del hígado graso no alcohólico (NAFLD) y la esteatohepatitis no alcohólica (NASH). Los medicamentos que promueven la sensibilidad a la insulina pueden ser eficaces para controlar la enfermedad del hígado graso.

a. metformina:

Se ha examinado la metformina, un medicamento antidiabético de uso común, por sus posibles beneficios en el tratamiento de NAFLD y NASH. Los estudios han demostrado que la metformina puede ayudar a mejorar los niveles de enzimas hepáticas, reducir el contenido de grasa del hígado y potencialmente detener el avance de la fibrosis en personas con NAFLD. Sin embargo, la evidencia general sobre la eficacia de la metformina en el tratamiento de NAFLD y NASH es inconsistente y su uso a menudo se centra principalmente en abordar enfermedades relacionadas, como la diabetes tipo 2.

b. Tiazolidinedionas (TZD):

Las tiazolidinedionas, como la pioglitazona y la rosiglitazona, son otra clase de fármacos sensibilizadores a la insulina que se han examinado en el contexto de la enfermedad del hígado graso. Estos fármacos han demostrado capacidad para mejorar la histología del hígado, reducir el contenido de grasa del hígado y quizás revertir el curso de la EHNA en algunos pacientes. Sin embargo, el uso de TZD puede verse limitado por posibles efectos secundarios, como el aumento de peso y el peligro de retención de líquidos.

2. Agentes hipolipemiantes:

La dislipidemia, definida por niveles elevados de triglicéridos y colesterol de lipoproteínas de baja densidad (LDL), generalmente se relaciona con la enfermedad del hígado graso. Se pueden considerar medicamentos que se dirigen al metabolismo de los lípidos en el tratamiento de NAFLD y NASH.

a. estatinas:

Las estatinas, un tipo de fármaco utilizado para disminuir los niveles de colesterol, se han explorado por sus posibles ventajas en la enfermedad del hígado graso. Algunos estudios han demostrado que el tratamiento con estatinas puede mejorar los niveles de enzimas hepáticas y tal vez detener la evolución de NAFLD y NASH. Sin embargo, los datos siguen aumentando y los profesionales de la salud deben evaluar cuidadosamente las posibles ventajas frente a los riesgos, especialmente en aquellos con enfermedad hepática grave.

b. Fibratos:

Los fibratos, como el fenofibrato y el gemfibrozilo, son otra clase de fármacos hipolipemiantes cuya función se ha examinado para controlar la enfermedad del hígado graso. Los fibratos se dirigen principalmente a la disminución de los niveles de triglicéridos y han mostrado algunos resultados prometedores en la mejora de los niveles de enzimas hepáticas y la reducción del contenido de grasa hepática en personas con NAFLD.

3. Agentes antiinflamatorios y antioxidantes:

La inflamación y el estrés oxidativo son contribuciones importantes al desarrollo y progresión de NASH. Se han examinado medicamentos con características antiinflamatorias y antioxidantes como posibles posibilidades de tratamiento.

a. vitamina e:

La Administración de Alimentos y Medicamentos de EE. UU. (FDA) ha probado y aprobado dosis altas de vitamina E (800-1200 UI por día) para el tratamiento de NASH en personas no diabéticas. La investigación clínica ha revelado que la administración de vitamina E puede mejorar la histología del hígado y disminuir la gravedad de NASH en esta población de pacientes.

b. Ácido ursodesoxicólico (UDCA):

El ácido ursodesoxicólico, un ácido biliar natural, se ha explorado por sus posibles ventajas en NAFLD y NASH. Si bien los datos son inconsistentes, varios estudios han demostrado que el AUDC puede ayudar a mejorar los niveles de enzimas hepáticas y tal vez reducir la progresión de la fibrosis en personas con EHNA.

4. Terapias combinadas:

En algunas circunstancias, una combinación de fármacos dirigidos a distintos componentes de la enfermedad del hígado graso puede ser más beneficiosa que un enfoque de agente único. Los profesionales de la salud pueden investigar el uso de medicamentos combinados, particularmente en personas con casos más avanzados o graves de NAFLD y NASH.

Es de vital importancia resaltar que el uso de medicamentos para el manejo de la enfermedad del hígado graso debe realizarse bajo la supervisión directa de un profesional de la salud, como un hepatólogo o un gastroenterólogo. La selección y dosis de estos medicamentos deben ajustarse a las necesidades personales del individuo, su historial médico y la gravedad de su enfermedad hepática. Es necesario un seguimiento regular de la función hepática, los marcadores metabólicos y los posibles efectos adversos cuando se aplican terapias médicas convencionales para la enfermedad del hígado graso.

Trasplante de hígado

En los casos en que la enfermedad del hígado graso ha progresado a etapas extremas, como enfermedad hepática terminal o carcinoma hepatocelular, el trasplante de hígado puede considerarse una opción terapéutica de último recurso. El trasplante de hígado es una cirugía difícil e invasiva que implica el reemplazo de un hígado dañado o defectuoso por un hígado sano de un donante.

1. Indicaciones para el trasplante de hígado:

El trasplante de hígado normalmente se reserva para personas con enfermedad hepática avanzada y descompensada, que incluye:

- Cirrosis por esteatohepatitis no alcohólica (NASH)
- Carcinoma hepatocelular (CHC) que ocurre en el contexto de cirrosis relacionada con NASH
- Disfunción hepática aguda a crónica relacionada con NASH

La elección de continuar con el trasplante de hígado se basa en una evaluación detallada de la salud general del paciente, la gravedad de su enfermedad hepática y el potencial de resultados exitosos del trasplante.

2. Evaluación y listado para trasplante:

Los pacientes con enfermedad avanzada del hígado graso suelen ser examinados por un equipo de trasplante multidisciplinario, que puede incluir hepatólogos, cirujanos de trasplante y otros especialistas. El procedimiento de evaluación implica:

- Historia médica y exploración física completas.
- Pruebas de laboratorio para determinar la función hepática, la función renal y el estado de salud general.
- Exploraciones por imágenes para evaluar el alcance de la enfermedad hepática y descartar contraindicaciones.
- Examen psicosocial para determinar la capacidad del paciente para adherirse a los cuidados postrasplante.
- Determinación del puntaje del Modelo de Enfermedad Hepática Terminal (MELD), que se utiliza para priorizar a los pacientes en la lista de espera de trasplante

Una vez que se completa la evaluación y se declara que el paciente es candidato apto para trasplante, se lo coloca en la lista de espera nacional de trasplante de órganos.

3. Procedimiento de trasplante y cuidados postoperatorios:

La cirugía de trasplante de hígado generalmente comprende la extirpación del hígado dañado y la implantación de un hígado de donante. Esta complicada técnica quirúrgica es realizada por un equipo de cirujanos expertos en trasplantes.

Después del trasplante, los pacientes requieren medicamentos inmunosupresores de por vida para evitar el rechazo del nuevo hígado. Los cuidados postoperatorios intensivos, incluida la monitorización constante del hígado trasplantado, el tratamiento de cualquier problema y la rehabilitación, son fundamentales para el éxito del trasplante.

4. Resultados y tasas de supervivencia:

El trasplante de hígado para la enfermedad hepática relacionada con NASH ha mostrado resultados generalmente favorables, con tasas de supervivencia a 1 año de aproximadamente 90% y tasas de supervivencia a 5 años de aproximadamente 80%. Sin embargo, es fundamental recordar que los resultados pueden verse influenciados por varios factores, incluyendo la gravedad de la enfermedad hepática subyacente, la existencia de comorbilidades y el estado de salud general del paciente.

Una de las mayores preocupaciones con el trasplante de hígado para la enfermedad hepática relacionada con NASH es la posibilidad de recurrencia de la enfermedad en el hígado trasplantado. Los estudios han revelado que NASH puede reaparecer en el hígado trasplantado, lo que subraya la importancia de realizar ajustes continuos en el estilo de vida y controlar las enfermedades metabólicas relacionadas, como la obesidad y la diabetes, en el período posterior al trasplante.

El trasplante de hígado es un procedimiento complicado y que requiere muchos recursos, y normalmente se considera sólo para personas con enfermedad hepática avanzada y descompensada debido a NASH cuando se han agotado todas las demás opciones terapéuticas. La selección de pacientes, el tratamiento perioperatorio y el seguimiento a largo plazo son fundamentales para optimizar los resultados del trasplante de hígado en el contexto de la enfermedad del hígado graso.

Terapias farmacéuticas emergentes

Si bien los tratamientos médicos estándar, como los fármacos sensibilizadores de la insulina y los fármacos antiinflamatorios, han demostrado algunos beneficios en el tratamiento de la enfermedad del hígado graso, persiste la necesidad de una terapia más eficaz y centrada. La investigación en curso está investigando el desarrollo de terapias farmacéuticas innovadoras para abordar la fisiopatología subyacente de la enfermedad del hígado graso no alcohólico (NAFLD) y la esteatohepatitis no alcohólica (NASH).

1. Agonistas del receptor farnesoide X (FXR):

El receptor farnesoide X (FXR) es un receptor nuclear que desempeña un papel fundamental en el control del metabolismo de los ácidos biliares, los lípidos y la glucosa. Dirigirse al FXR se ha convertido en una técnica viable en el tratamiento de NAFLD y NASH.

a. Ácido Obeticólico (OCA):

El ácido es un fuerte agonista de FXR que ha sido ampliamente explorado por sus beneficios potenciales en NASH. Las investigaciones clínicas han indicado que la OCA puede mejorar la histología del hígado, reducir el contenido de grasa del hígado y detener el avance de la fibrosis en personas con EHNA. La OCA obtuvo la rápida aprobación de la Administración de Medicamentos y Alimentos de EE. UU. (FDA) para el tratamiento de NASH con fibrosis hepática.

b. Cilofexor y Firsocostat:
Hay otros agonistas de FXR que ahora se encuentran en desarrollo clínico para el tratamiento de NAFLD y NASH. Estos medicamentos han mostrado resultados alentadores en la reducción de los niveles de enzimas hepáticas, la reducción de la grasa hepática y quizás la reversión de la fibrosis en ensayos en etapa inicial.

2. Agonistas del receptor del péptido similar al glucagón-1 (GLP-1):
Los agonistas del receptor del péptido similar al glucagón-1 (GLP-1) son una familia de fármacos que se utilizan principalmente para el tratamiento de la diabetes tipo 2. Estos medicamentos también

han mostrado ventajas potenciales en el contexto de NAFLD y NASH.

a. Liraglutida y Se Deglutida:

La liraglutida y la semaglutida son agonistas del receptor de GLP-1 que se han explorado por sus efectos sobre NAFLD y NASH. Los ensayos clínicos han demostrado que estos medicamentos pueden mejorar los niveles de enzimas hepáticas, reducir el contenido de grasa del hígado y potencialmente detener el avance de la fibrosis en personas con EHNA.

b. tirzepatida:

La tirzepatida es un agonista dual del receptor del GLP-1 y del polipéptido insulinotrópico dependiente de glucosa (GIP) que se encuentra actualmente en desarrollo clínico para el tratamiento de NAFLD y NASH. Los primeros resultados han demostrado beneficios alentadores en la reducción de la grasa hepática y mejoras en los marcadores metabólicos.

3. Inhibidores de la acetil-CoA carboxilasa (ACC):

La acetil-CoA carboxilasa (ACC) es una enzima implicada en la regulación de la lipogénesis, el proceso de convertir los carbohidratos en ácidos grasos. La inhibición de ACC ha surgido como un método terapéutico viable para NAFLD y NASH.

a. Firsocostat con Lonafarnib:

Firsocostat y lonafarnib son inhibidores de ACC que han demostrado capacidad para reducir el contenido de grasa del hígado y mejorar los valores de enzimas hepáticas en personas con NAFLD y NASH. Estos agentes ahora se están estudiando en ensayos clínicos avanzados.

4. Inhibidores de la quinasa 1 reguladora de la señal de apoptosis (ASK1):

La quinasa 1 reguladora de la señal de apoptosis (ASK1) es una proteína implicada en la regulación de las respuestas al estrés celular, incluida la inflamación y la apoptosis (muerte celular programada). La inhibición de ASK1 ha surgido como un posible objetivo de tratamiento para NASH.

a. Selonsertib:

Selonsertib es un inhibidor de ASK1 que se ha explorado por su impacto en NASH. Si bien los ensayos clínicos iniciales mostraron resultados alentadores, una reciente investigación de fase 3 no cumplió su objetivo principal y el desarrollo deselonsertible para NASH ha sido cancelado.

Estas terapias farmacéuticas en desarrollo, que abordan numerosas vías implicadas en la patogénesis de NAFLD y NASH, representan un avance sustancial en el campo del tratamiento de la enfermedad del hígado graso. A medida que continúa la investigación, se espera que se descubran y evalúen más agentes terapéuticos innovadores en ensayos clínicos, lo que podría proporcionar nuevas alternativas para pacientes con formas más avanzadas o refractarias al tratamiento de enfermedad del hígado graso.

Es fundamental destacar que el desarrollo y la aprobación de estos nuevos medicamentos continúan y que aún se están estableciendo sus perfiles de seguridad y eficacia a largo plazo. Los pacientes con enfermedad del hígado graso deben explorar el uso potencial de estos nuevos medicamentos con sus médicos, quienes pueden brindarles asesoramiento sobre los últimos avances y técnicas de tratamiento adecuadas.

Capítulo Ocho

Monitoreo y seguimiento del progreso

Controlar eficazmente la enfermedad del hígado graso implica monitorear constantemente la condición y documentar el progreso a lo largo del tiempo. Este capítulo analizará las metodologías y estrategias clave utilizadas para monitorear la función hepática, detectar cambios y personalizar el enfoque para pacientes específicos.

Pruebas de función hepática

Las pruebas de función hepática (LFT) son una herramienta importante en el tratamiento de la enfermedad del hígado graso. Estos análisis de sangre brindan información sobre la salud y la función del hígado, lo que permite a los expertos en atención médica evaluar la gravedad del problema y realizar un seguimiento de su desarrollo o mejora.

Las LFT clave utilizadas en el tratamiento de la enfermedad del hígado graso incluyen:

1. Alanina Aminotransferasa (ALT) y Aspartato Aminotransferasa (AST): Estas enzimas se liberan en el torrente sanguíneo cuando el hígado se lesiona o se inflama. Los niveles elevados de ALT y AST pueden ser un signo temprano de enfermedad del hígado graso.

2. Fosfatasa alcalina (ALP) y gamma-glutamil transferasa (GGT): Los niveles elevados de estas enzimas pueden indicar obstrucción de los conductos biliares o daño hepático colestásico, que puede estar asociado con algunos tipos de enfermedad del hígado graso.

3. Bilirrubina: Medir los niveles de bilirrubina total y directa puede ayudar a diagnosticar el mal funcionamiento del hígado y posibles complicaciones, como cirrosis o dificultades de las vías biliares.

4. Albúmina y Tiempo de Protrombina (PT): Estas pruebas evalúan la capacidad del hígado para fabricar proteínas críticas y factores de coagulación, respectivamente, que pueden verse afectados en la enfermedad hepática avanzada.

Los profesionales de la salud a menudo monitorean estas LFT ocasionalmente, por ejemplo cada 3 a 6 meses, para realizar un seguimiento de la salud del hígado del paciente a lo largo del tiempo. Los cambios significativos o persistentes en los resultados de la LFT pueden justificar estudios adicionales, ajustes en el tratamiento o derivación a un especialista.

Es fundamental recordar que las LFT por sí solas pueden no proporcionar una imagen completa de la función hepática, ya que pueden verse alteradas por diferentes factores, incluidos trastornos médicos subyacentes, medicamentos y factores del estilo de vida. Los proveedores de atención médica suelen utilizar LFT junto con otros métodos de diagnóstico para proporcionar una evaluación completa.

Técnicas de imagen

Además de los análisis de sangre, las modalidades de imágenes desempeñan un papel clave en el seguimiento y evaluación de la enfermedad del hígado graso. Estas tecnologías permiten a los trabajadores sanitarios ver el hígado y detectar cambios en su forma y contenido.

1. **Ultrasonografía**: La ecografía abdominal es con frecuencia la modalidad de imagen de primera

línea utilizada para diagnosticar y controlar la enfermedad del hígado graso. Puede detectar la presencia de acumulación de grasa en el hígado, conocida como esteatosis, y ofrecer una estimación del grado de infiltración de grasa.

2. **Tomografía computarizada (TC)**: Las tomografías computarizadas también se pueden usar para examinar los niveles de grasa del hígado e identificar otras anomalías hepáticas, como fibrosis o cirrosis. Las tomografías computarizadas son particularmente útiles para personas obesas o con un índice de masa corporal alto, ya que pueden proporcionar información más precisa en comparación con la ecografía en estas personas.

3. **Imágenes por resonancia magnética (MRI) y elastografía por resonancia magnética (MRE):** Los enfoques basados en resonancia magnética, como la fracción de grasa con densidad de protones (PDFF) y la resonancia magnética, se han desarrollado como instrumentos

extremadamente precisos y no invasivos para estimar el contenido de grasa del hígado y detectar la fibrosis hepática, respectivamente. Estas sofisticadas modalidades de imágenes se utilizan cada vez más en la práctica clínica y en contextos de investigación.

4. **Elastografía transitoria (FibroScan):** FibroScan es una tecnología única basada en ultrasonido que evalúa la rigidez del hígado, lo que puede servir como marcador sustituto de la fibrosis hepática. Proporciona una técnica no invasiva para evaluar el avance o la reversión de la fibrosis hepática en personas con enfermedad del hígado graso.

La elección de la modalidad de imagen depende de criterios como la disponibilidad, el costo, las características del paciente y el tema clínico exacto que se aborda. Los profesionales de la salud suelen combinar una combinación de modalidades de imágenes y LFT para obtener una evaluación completa de la salud del hígado del paciente y realizar un seguimiento de los cambios a lo largo del tiempo.

Seguimiento personalizado de biomarcadores

Además de las LFT tradicionales y las técnicas de imagen, el campo de la atención de la enfermedad del hígado graso está adoptando cada vez más el uso de biomarcadores individualizados. Estas pruebas especializadas pueden proporcionar información más profunda sobre la salud del hígado de un individuo y ayudar a impulsar opciones de tratamiento específicas.

1. Biomarcadores lipídicos: La medición de los niveles de lípidos, como triglicéridos, colesterol y subfracciones de lipoproteínas, puede ofrecer información valiosa sobre el perfil metabólico y el riesgo cardiovascular asociado con la enfermedad del hígado graso.

2. **Biomarcadores inflamatorios**: Los marcadores de inflamación, como la proteína C reactiva de alta sensibilidad (hs-CRP), la interleucina-6 (IL-6) y el factor de necrosis tumoral alfa (TNF-α), pueden ayudar a evaluar el grado de inflamación del hígado y guiar las terapias antiinflamatorias.

3. **Biomarcadores de resistencia a la insulina**: La evaluación de parámetros como la insulina en ayunas, la glucosa y la evaluación del modelo homeostático de resistencia a la insulina (HOMA-IR) puede ayudar a identificar y monitorear la resistencia a la insulina, una causa importante de la enfermedad del hígado graso.

4. **Biomarcadores de fibrosis hepática**: Los biomarcadores no invasivos, como la prueba de fibrosis hepática mejorada (ELF), FibroMeter y

FibroTest, pueden determinar el grado de fibrosis hepática sin necesidad de una biopsia hepática.

5. Análisis del microbioma intestinal: Evaluar la composición y diversidad del microbioma intestinal puede proporcionar información sobre el eje intestino-hígado e impulsar intervenciones enfocadas para promover la salud intestinal.

6. Marcadores genéticos y epigenéticos: Las investigaciones emergentes revelan que los factores genéticos y epigenéticos pueden influir en la vulnerabilidad de un individuo a la enfermedad del hígado graso y en la capacidad de respuesta a diversas terapias. Las pruebas genéticas personalizadas y el análisis epigenético pueden ayudar a desarrollar opciones de manejo específicas.

Al incluir estos biomarcadores individualizados en el proceso de monitoreo y seguimiento, los proveedores de atención médica pueden obtener una mayor comprensión de la salud del hígado de un individuo, identificar los factores únicos de la afección y ajustar la estrategia de manejo en consecuencia. Este enfoque individualizado proporciona terapias más dirigidas y la posibilidad de obtener mejores resultados en personas con enfermedad del hígado graso.

Es importante resaltar que la disponibilidad y el valor terapéutico de estos biomarcadores avanzados pueden variar según los diferentes entornos y ubicaciones de atención médica. Los profesionales de la salud deben mantenerse actualizados con la evidencia y las pautas más recientes para elegir los biomarcadores más relevantes para agregar a sus métodos de manejo de pacientes.

Capítulo Nueve

Hígado graso y comorbilidades

La enfermedad del hígado graso a menudo está relacionada con otros problemas de salud, generalmente denominados comorbilidades. Comprender estas complicadas interacciones es fundamental para una gestión eficiente y la prevención de problemas adicionales. Este capítulo discutirá las relaciones entre la enfermedad del hígado graso y tres comorbilidades principales: síndrome metabólico y resistencia a la insulina, esteatohepatitis no alcohólica (NASH) y problemas de salud cardiovascular.

Síndrome metabólico y resistencia a la insulina

El síndrome metabólico es un complejo de trastornos interrelacionados que aumentan considerablemente las posibilidades de desarrollar enfermedad del hígado graso. Las características distintivas del síndrome metabólico incluyen obesidad abdominal, presión arterial alta, triglicéridos elevados, colesterol HDL bajo, intolerancia a la glucosa o diabetes tipo 2.

El mecanismo fundamental detrás de la relación entre el síndrome metabólico y la enfermedad del hígado graso es la resistencia a la insulina. La resistencia a la insulina ocurre cuando las células del cuerpo se vuelven menos receptivas a la hormona insulina, lo que resulta en un metabolismo deficiente de la glucosa y los lípidos. Esta ineficiencia metabólica aumenta la acumulación de grasa en el hígado, sentando las bases para el desarrollo de la enfermedad del hígado graso.

El vínculo bidireccional entre la enfermedad del hígado graso y el síndrome metabólico está bien establecido. Las personas con síndrome metabólico tienen una mayor posibilidad de contraer enfermedad del hígado graso, y aquellas con enfermedad del hígado graso tienen un mayor riesgo de desarrollar síndrome metabólico y los problemas que lo acompañan.

Abordar la resistencia subyacente a la insulina es fundamental en el tratamiento tanto de la enfermedad del hígado graso como del síndrome metabólico. Se ha descubierto que las terapias de estilo de vida, como una dieta nutritiva, actividad física frecuente y control de peso, mejoran la sensibilidad a la insulina y reducen la incidencia de la enfermedad del hígado graso y sus comorbilidades.

En algunos casos, los médicos también pueden recetar medicamentos sensibilizadores a la insulina, como metformina o pioglitazona, para ayudar a controlar la resistencia a la insulina y disminuir la progresión de la enfermedad del hígado graso. Sin embargo, es fundamental tener en cuenta que el uso de estos medicamentos debe ajustarse a las necesidades particulares del paciente y ser supervisado de cerca por un experto en atención médica.

Esteatohepatitis no alcohólica (EHNA)

La esteatohepatitis no alcohólica (NASH) es una forma más avanzada de enfermedad del hígado graso, definida por la presencia de inflamación y destrucción de las células hepáticas, además de la acumulación de grasa en el hígado.

NASH es un problema importante porque puede convertirse en problemas hepáticos más graves, como cirrosis, insuficiencia hepática e incluso carcinoma hepatocelular (cáncer de hígado). El desarrollo de NASH generalmente está impulsado por las mismas causas subyacentes que contribuyen al desarrollo de la enfermedad del hígado graso, incluida la resistencia a la insulina, la obesidad y el síndrome metabólico.

Las personas con NASH corren un mayor riesgo de tener problemas de salud adicionales, como:

1. Cirrosis: NASH puede provocar el desarrollo de cicatrices hepáticas (fibrosis) y, en última instancia, cirrosis, que puede afectar las funciones importantes del hígado y aumentar el riesgo de problemas relacionados con el hígado.

2. Insuficiencia hepática: La NASH avanzada puede convertirse en una enfermedad hepática terminal, que requiere un trasplante de hígado como única opción terapéutica definitiva.

3. Carcinoma hepatocelular: La cirrosis relacionada con NASH es un factor de riesgo importante para el desarrollo de carcinoma hepatocelular, el tipo más prevalente de cáncer primario de hígado.

4. Enfermedad cardiovascular: NASH está estrechamente asociado con un riesgo elevado de trastornos cardiovasculares, como enfermedad de las arterias coronarias, ataque cardíaco y accidente cerebrovascular, debido a las variables metabólicas subyacentes compartidas.

La identificación e intervención temprana son fundamentales en el tratamiento de NASH. Los profesionales de la salud pueden utilizar una combinación de pruebas de función hepática, técnicas de imagen y biopsias de hígado para diagnosticar y estadificar la gravedad de NASH. Las opciones de tratamiento con frecuencia se centran en mejoras en el estilo de vida, como pérdida de peso, cambios en la dieta y mayor actividad física, para abordar los factores subyacentes del trastorno.

En raras ocasiones, los expertos en atención médica pueden recetar además medicamentos, como vitamina E o pioglitazona, para ayudar a tratar la inflamación y la destrucción de las células hepáticas asociadas con la EHNA. Sin embargo, la eficacia y seguridad de estas terapias farmacéuticas todavía se están estudiando intensamente en investigaciones en curso.

Implicaciones para la salud cardiovascular

La enfermedad del hígado graso, y en particular su forma más avanzada, NASH, está directamente relacionada con un riesgo elevado de enfermedad cardiovascular. Esta relación es causada principalmente por variables metabólicas subyacentes compartidas, como la resistencia a la insulina, la dislipidemia y la obesidad, que contribuyen a ambas enfermedades.

Las personas con enfermedad del hígado graso, especialmente NASH, tienen una mayor probabilidad de desarrollar:

1. Enfermedad de las arterias coronarias: La acumulación de grasa en el hígado está relacionada con el desarrollo de aterosclerosis, la formación de placa en las arterias que puede provocar enfermedad de las arterias coronarias y un mayor riesgo de ataques cardíacos.

2. hipertensión: La enfermedad del hígado graso suele ir acompañada de presión arterial alta, lo que empeora aún más el riesgo de problemas cardiovasculares.

3. Insuficiencia cardíaca: NASH se ha asociado con un mayor riesgo de desarrollar insuficiencia cardíaca, una afección en la que el corazón no puede bombear sangre adecuadamente.

4. Arritmias: La enfermedad del hígado graso se ha relacionado con un mayor riesgo de ritmos cardíacos anormales, como la fibrilación auricular, que puede contribuir a problemas cardiovasculares.

5. Accidente cerebrovascular: Las anomalías metabólicas asociadas con la enfermedad del hígado graso pueden aumentar el riesgo de accidentes cerebrovasculares isquémicos y hemorrágicos.

La asociación bidireccional entre la enfermedad del hígado graso y la salud cardiovascular resalta la importancia de una estrategia holística para la terapia. Los profesionales de la salud pueden proponer una combinación de modificaciones en el estilo de vida, como pérdida de peso, aumento de la actividad física y cambios en la dieta, así como el manejo de factores de riesgo asociados, como hipertensión, dislipidemia y resistencia a la insulina.

En algunas circunstancias, los proveedores de atención médica pueden recetar además medicamentos para abordar los riesgos cardiovasculares específicos relacionados con la enfermedad del hígado graso. Sin embargo, es vital trabajar en estrecha colaboración con un profesional de la salud para desarrollar una estrategia de manejo específica que aborde la intrincada conexión entre la enfermedad del hígado graso y la salud cardiovascular.

Capítulo Diez

Empoderar a pacientes y cuidadores

El manejo eficaz de la enfermedad del hígado graso exige un enfoque multimodal que vaya más allá de las terapias medicinales. Empoderar a los pacientes y a sus cuidadores es vital para lograr el éxito a largo plazo y mejorar el bienestar general. Este capítulo discutirá formas de desarrollar una red de apoyo, implementar mejoras en el estilo de vida y navegar en las instituciones de atención médica.

Construyendo una red de apoyo

Superar los obstáculos de la enfermedad del hígado graso puede resultar abrumador, y contar con una sólida red de apoyo puede marcar una gran diferencia en el camino del paciente. Los profesionales de la salud deben alentar a los pacientes a participar activamente en el desarrollo de una red de apoyo que incluya lo siguiente:

1. Familia y amigos: Involucrar a familiares y amigos cercanos en el cuidado de la enfermedad del hígado graso puede brindar asistencia emocional, práctica y social. Educar a los seres queridos sobre la dolencia y sus consecuencias puede ayudarlos a comprender las necesidades del paciente y brindarle la asistencia adecuada.

2. Grupos de apoyo a pacientes: Conectarse con otras personas que viven con la enfermedad del hígado graso puede ayudar a los pacientes a sentirse menos aislados y brindar oportunidades para compartir experiencias, estrategias de afrontamiento y asistencia práctica. Los grupos de apoyo en persona o las comunidades en línea pueden ser excelentes recursos.

3. Profesionales de la salud: Mantener una comunicación abierta y una conexión colaborativa con el equipo de atención médica, incluidos médicos de atención primaria, hepatólogos, dietistas y otros especialistas, ayuda a garantizar un enfoque de gestión exhaustivo y personalizado.

4. Profesionales de la Salud Mental: Es vital abordar los aspectos emocionales y psicológicos de vivir con una enfermedad crónica como la enfermedad del hígado graso. Buscar el apoyo de especialistas en salud mental, como terapeutas o consejeros, puede ayudar a los pacientes a negociar sus problemas y mejorar su bienestar general.

5. Recursos comunitarios: Explorar organizaciones locales y nacionales, grupos de defensa y programas educativos puede brindar pacientes extra recursos, información y servicios de soporte adaptados a sus necesidades específicas.

Al construir una sólida red de apoyo, los pacientes pueden sentirse empoderados, más equipados para gestionar su salud y más resilientes frente a los obstáculos asociados con la enfermedad del hígado graso.

Estrategias de modificación del estilo de vida

Los ajustes en el estilo de vida son la piedra angular del tratamiento de la enfermedad del hígado graso, ya que abordan los factores subyacentes de la afección, como la obesidad, la resistencia a la insulina y la desregulación metabólica. Los profesionales de la salud deben colaborar con los pacientes para crear y ejecutar intervenciones de estilo de vida sostenibles.

1. Control de peso: Lograr y mantener un peso corporal saludable mediante una dieta equilibrada y controlada en calorías y actividad física frecuente es vital para reducir la grasa del hígado y mejorar la salud metabólica general.

2. Intervenciones dietéticas: Adoptar una dieta antiinflamatoria rica en nutrientes que enfatice los alimentos integrales y mínimamente procesados, como frutas, verduras, cereales integrales, proteínas magras y grasas saludables, puede ayudar a controlar la enfermedad del hígado graso.

3. Actividad física: La actividad física regular, incluido el ejercicio aeróbico y el entrenamiento de resistencia, puede ayudar a mejorar la sensibilidad a la insulina, reducir la grasa del hígado y contribuir a la salud metabólica general.

4. Manejo del estrés: La implementación de prácticas efectivas de manejo del estrés, como la atención plena, la meditación, el yoga o la terapia, puede ayudar a aliviar los efectos nocivos del estrés crónico en la salud del hígado y el bienestar general.

5. Optimización del sueño: Garantizar un sueño adecuado y de alta calidad es vital, ya que dormir mal está relacionado con varias alteraciones metabólicas que podrían exacerbar la enfermedad del hígado graso.

6. Abstinencia de alcohol: Para las personas con enfermedad del hígado graso, es vital abstenerse de consumir alcohol, ya que el alcohol puede dañar aún más el hígado y contribuir al curso de la afección.

Para capacitar a los pacientes para que participen activamente en la realización de estas mejoras en el estilo de vida se necesita un enfoque colaborativo entre los profesionales de la salud y los pacientes. Los profesionales de la salud deben ofrecer educación integral, asistencia práctica y apoyo continuo para ayudar a los pacientes a crear hábitos sostenibles y superar cualquier obstáculo que puedan experimentar.

Además, los proveedores de atención médica deben alentar a los pacientes a seguir su progreso, apreciar los éxitos menores y adoptar una perspectiva a largo plazo cuando se trata de cambios en el estilo de vida. Esto puede ayudar a promover un sentido de responsabilidad y empoderamiento, lo que en última instancia conducirá a mejores resultados en el tratamiento de la enfermedad del hígado graso.

Navegando por los sistemas sanitarios

El sistema sanitario puede ser complejo y difícil de gestionar, especialmente para las personas que padecen una enfermedad crónica como la enfermedad del hígado graso. Empoderar a los pacientes y cuidadores para que naveguen eficientemente por el sistema de atención médica puede aumentar drásticamente su capacidad para obtener atención oportuna, adecuada y coordinada.

1. Alfabetización sanitaria: Educar a los pacientes y cuidadores sobre el sistema de salud, sus derechos y las numerosas opciones a su alcance puede ayudarlos a ser más conscientes y proactivos en su atención.

2. Comunicación con los profesionales sanitarios: Alentar a los pacientes a entablar una comunicación abierta, honesta y constructiva con sus profesionales de la salud ayuda a establecer una relación de colaboración y garantizar que el plan de tratamiento coincida con los requisitos y preferencias del paciente.

3. Coordinación de la atención: Ayudar a los pacientes y cuidadores a gestionar el complejo sistema sanitario, incluida la coordinación de citas, la gestión de derivaciones y la habilitación de la comunicación entre diferentes profesionales sanitarios, puede mejorar la continuidad y la calidad de la atención.

4. Seguros y consideraciones financieras: Brindar orientación y apoyo en la gestión de la cobertura de seguros, comprender los gastos de bolsillo e investigar los programas de asistencia financiera puede ayudar a reducir la carga del gasto relacionado con la atención médica.

5. Defensa y empoderamiento: Empoderar a los pacientes y cuidadores para que defiendan sus necesidades de atención médica, hagan preguntas y participen activamente en el proceso de toma de decisiones puede generar mejores resultados y una experiencia de atención médica más positiva.

6.Acceso a recursos: Conectar a los pacientes y cuidadores con materiales educativos, servicios de apoyo y recursos comunitarios relevantes puede ayudarlos a comprender y controlar mejor su enfermedad, así como a obtener las herramientas y la asistencia esenciales.

Los profesionales de la salud pueden desempeñar un papel clave a la hora de empoderar a los pacientes y cuidadores al:

- Ofrecer conocimiento completo y ayuda para navegar el sistema de salud.
- Facilitar la comunicación efectiva y la coordinación de la atención.
- Proporcionar información y apoyo con seguros y problemas financieros.
- Fomentar la autodefensa y la toma de decisiones compartida.
- Conectar a pacientes y cuidadores con recursos y servicios de apoyo pertinentes.

Al permitir que los pacientes y cuidadores interactúen activamente con el sistema sanitario, los profesionales sanitarios pueden desarrollar una sensación de control, mejorar la satisfacción del paciente y, en última instancia, mejorar el tratamiento general de la enfermedad del hígado graso.

Bono exclusivo

30 alimentos ricos en nutrientes y beneficiosos para el hígado para pacientes con enfermedad del hígado graso

La enfermedad del hígado graso requiere un enfoque dietético que respalde la función hepática, disminuye la inflamación y promueve la pérdida de peso cuando sea apropiado. A continuación se presentan 15 alimentos ricos en nutrientes y beneficiosos para el hígado que se pueden incluir en una dieta para la enfermedad del hígado graso:

1. Verduras de hojas verdes:

Las verduras de hojas verdes como las espinacas, la col rizada y las acelgas son ricas en antioxidantes, vitaminas y minerales. Ayudan a proteger el hígado de lesiones y promueven sus actividades desintoxicantes.

2. Verduras crucíferas:

El brócoli, las coles de Bruselas y la coliflor incluyen sustancias químicas que ayudan a la desintoxicación del hígado y reducen la inflamación. También son bajos en calorías y ricos en fibra, lo que los convierte en buenas alternativas para controlar el peso.

3. bayas:

Los arándanos, las fresas y las frambuesas están llenos de antioxidantes, en particular flavonoides, que ayudan a reducir la inflamación del hígado y el estrés oxidativo. Además proporcionan una dulce delicia sin generar subidas de los niveles de azúcar en sangre.

4. Pescado graso:

El salmón, la caballa y las sardinas son ricos en ácidos grasos omega-3, que tienen cualidades antiinflamatorias y pueden ayudar a prevenir la acumulación de grasa en el hígado. Trate de incluir pescado graso en su dieta al menos dos veces por semana.

5. aguacate:

El aguacate es una fuente de grasas saludables, particularmente grasas monoinsaturadas y omega-3, que apoyan la función hepática y pueden ayudar a prevenir la inflamación del hígado. También contiene fibra y antioxidantes, lo que lo convierte en un complemento saludable para ensaladas, batidos o para untar.

6. Aceite de oliva:

El aceite de oliva virgen extra tiene un alto contenido de grasas monoinsaturadas e incluye antioxidantes que ayudan a proteger el hígado del estrés oxidativo. Úselo para cocinar, aderezar ensaladas o rociar verduras demasiado cocidas.

7. Nueces y semillas: Las almendras, las nueces, las semillas de lino y las semillas de chía son ricas en ácidos grasos omega-3, fibra y antioxidantes. Pueden ayudar a minimizar la formación de grasa en el hígado, disminuir la inflamación y mejorar la sensibilidad a la insulina.

8. Cereales integrales:

Los cereales integrales como la avena, la quinua y el arroz integral son abundantes en fibra, vitaminas y minerales. Ayudan a equilibrar los niveles de azúcar en sangre, aumentan la saciedad y ayudan a controlar el peso, todo lo cual es útil para la enfermedad del hígado graso.

9. Proteínas magras:

Elija fuentes de proteínas magras como aves sin piel, tofu, tempeh y lentejas. Estos alimentos aportan aminoácidos importantes sin el exceso de grasas saturadas que se encuentran en las carnes rojas y procesadas, que pueden contribuir a la inflamación del hígado.

10. ajo:

El ajo incluye sustancias químicas como la alicina y el selenio, que tienen propiedades antioxidantes y antiinflamatorias. Agregar ajo a sus comidas puede ayudar a proteger el hígado de lesiones y mejorar su función.

11. cúrcuma:

La cúrcuma contiene curcumina, una sustancia reconocida por sus propiedades antiinflamatorias y antioxidantes. Agregar cúrcuma a las recetas o beber té de cúrcuma puede ayudar a reducir la inflamación del hígado y mejorar la función hepática en general.

12. Té verde:

El té verde es rico en antioxidantes llamados catequinas, que se ha descubierto que protegen el hígado de lesiones y previenen la acumulación de grasa en el hígado. Disfrute de una taza de té verde como bebida agradable o agrégalo a batidos.

13. Frutas de bajo índice glucémico:

Opte por frutas con un índice glucémico bajo, como manzanas, peras y bayas, que liberan azúcar lentamente en el torrente sanguíneo y ayudan a controlar los niveles de azúcar en sangre. Evite las frutas y bebidas de frutas con alto contenido de azúcar, que podrían contribuir al almacenamiento de grasa en el hígado.

14. Yogur griego:

El yogur griego es una fuente fantástica de proteínas y probióticos, que favorecen la salud gastrointestinal y pueden ayudar a reducir la inflamación del hígado. Elija yogur griego natural sin azúcar y agregue frutas o nueces para darle sabor.

15. Tés de hierbas:

Los tés de hierbas como el té de raíz de diente de león, el té de cardo mariano y el té de menta pueden ofrecer cualidades protectoras del hígado y ayudar a la digestión. Disfrutar de una taza de té de hierbas después de las comidas puede ayudar a la digestión y promover la función hepática.

16. Cítricos:

Las frutas cítricas como las naranjas, los pomelos y los limones son ricas en vitamina C y antioxidantes, que favorecen la salud del hígado y pueden ayudar a prevenir la acumulación de grasa en el hígado.

17. Remolacha:

La remolacha contiene betaína, una sustancia química que ayuda a reducir la inflamación y proteger el hígado del daño oxidativo. También tienen un alto contenido de fibra, que ayuda a la digestión y promueve la salud intestinal.

18. jengibre:

El jengibre tiene cualidades antiinflamatorias y antioxidantes que pueden ayudar a reducir la inflamación del hígado y mejorar la digestión.

Agregue jengibre fresco a batidos, salteados o tés para darle un toque sabroso.

19. Alcachofas:

Las alcachofas incluyen sustancias químicas que mejoran la desintoxicación del hígado y aumentan la síntesis de bilis, lo que beneficia la digestión y el metabolismo de las grasas. Disfrute de las alcachofas al vapor como guarnición o incorpórese a ensaladas y platos de pasta.

20. legumbres:

Los frijoles, las lentejas y los garbanzos son buenos proveedores de proteínas, fibra y minerales importantes. Ayudan a equilibrar los niveles de azúcar en sangre, aumentan la saciedad y ayudan a controlar el peso, todo lo cual mejora la función hepática.

21. Productos de soja:

Los productos de soja como el tofu, el tempeh y el edamame tienen un alto contenido de proteínas de origen vegetal e incluyen sustancias químicas que pueden ayudar a prevenir la acumulación de grasa en el hígado y la inflamación. Incorpora la soja en salteados, ensaladas o sopas para darle un impulso saludable.

22. chocolate amargo:

El chocolate amargo con un alto contenido de cacao (70% o más) es rico en antioxidantes llamados flavonoides, que se ha descubierto que protegen el hígado del daño y reducen la inflamación. Disfruta de un pedacito de chocolate amargo como un delicioso manjar.

23. Algas:

Las algas marinas son un alimento rico en nutrientes, rico en vitaminas, minerales y antioxidantes. Contiene sustancias químicas que mejoran la salud del hígado y pueden ayudar a prevenir la formación de grasa en el hígado. Agregue algas secas a sopas, ensaladas o salteados para obtener un sabor distintivo y un impulso nutricional.

24. Hongos:

Ciertos hongos como el shiitake y el maitake incluyen sustancias químicas que favorecen la salud del hígado y pueden ayudar a reducir la inflamación. Agregue champiñones salteados, tortillas o sopas para darle un toque sabroso.

25. cebollas:

Las cebollas son ricas en sustancias químicas como la quercetina y el azufre, que tienen cualidades antioxidantes y antiinflamatorias. Incorporar cebollas a sus comidas puede ayudar a promover la función hepática y mejorar el bienestar general.

26. Pimientos morrones:

Los pimientos morrones están llenos de vitamina C y antioxidantes, que ayudan a proteger el hígado del daño y previenen la inflamación. Disfrute de los pimientos morrones crudos como refrigerio crujiente o agréguenos a ensaladas, salteados o fajitas.

27. batatas:

Las batatas son ricas en fibra, vitaminas y minerales, incluido el betacaroteno, que tiene efectos antioxidantes. Ayudan a equilibrar los niveles de azúcar en sangre e inducen saciedad, lo que los convierte en una alternativa nutritiva para pacientes con enfermedad del hígado graso.

28. tomates:

Los tomates son ricos en licopeno, un potente antioxidante que ayuda a reducir la inflamación del hígado y protege contra el estrés oxidativo. Disfrute de los tomates frescos en ensaladas, sándwiches o platos de pasta, o opte por tomates enlatados en sopas o salsas.

29. Lácteos bajos en grasa: Los productos lácteos bajos en grasa, como la leche desnatada, el yogur y el requesón, son buenos proveedores de proteínas, calcio y minerales importantes. Elija productos lácteos bajos en grasa para reducir la ingesta de grasas saturadas y mejorar la función hepática.

30. Quinua:

La quinua es un grano integral sin gluten con alto contenido de proteínas, fibra y minerales importantes. Ayuda a equilibrar los niveles de azúcar en sangre, aumentar la saciedad y ayudar a controlar el peso, todo lo cual es útil para la enfermedad del hígado graso.

www.ingramcontent.com/pod-product-compliance
Lightning Source LLC
Chambersburg PA
CBHW052202220526
45471CB00004B/1779